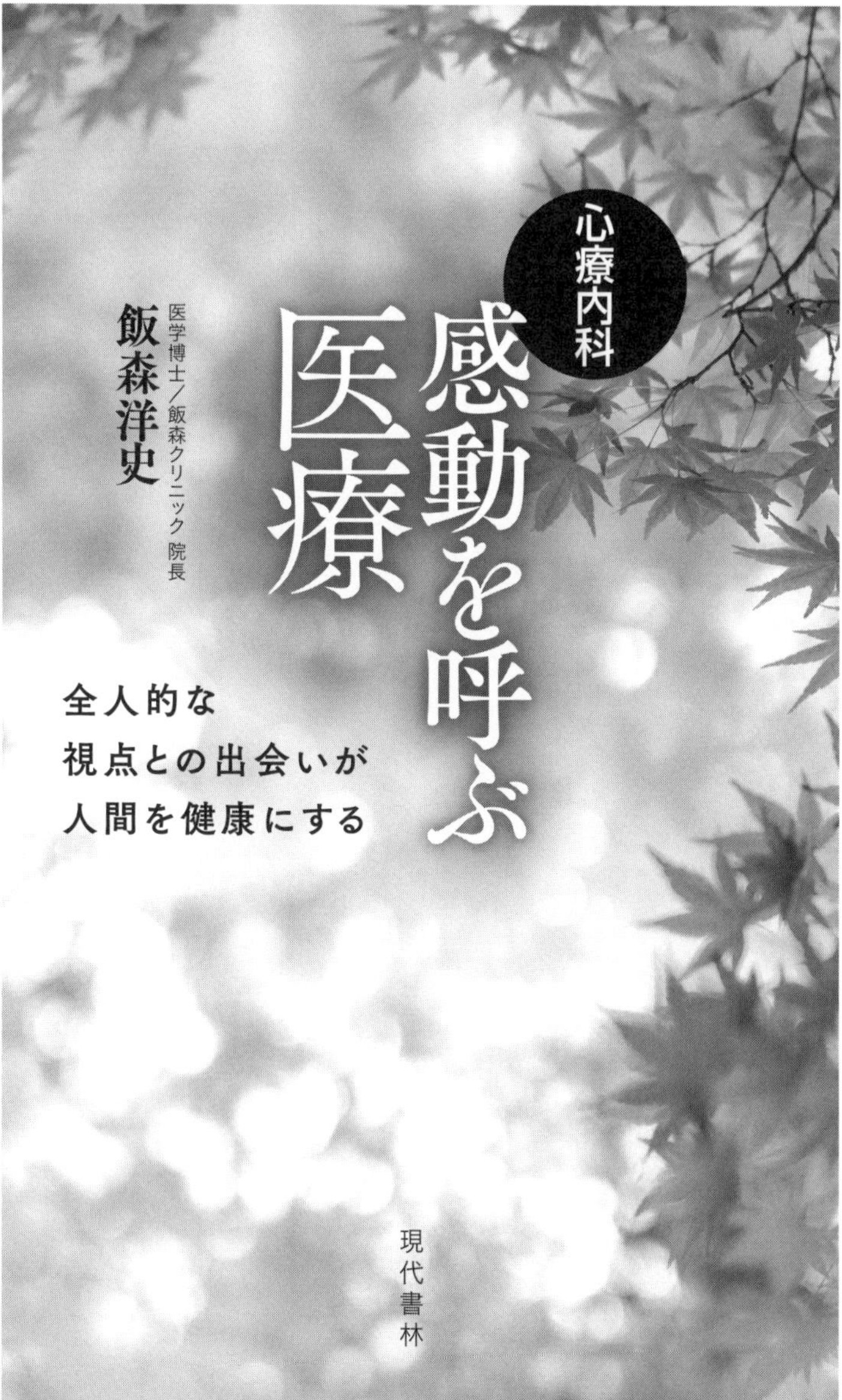

心療内科

感動を呼ぶ医療

医学博士／飯森クリニック 院長

飯森洋史

全人的な
視点との出会いが
人間を健康にする

現代書林

まえがき

私はこの本を医学生、心理学専攻大学院生、医師、心理カウンセラーなどの医療関係者、長年症状に苦しんでいる患者さんを意識して書きました。

昨今の医療事情は惨憺たるもので、私が求めている全人的な視点を持つ医師、医療機関は極めて不十分と言わざるを得ないのが現状です。心療内科と標榜する医療機関は増えましたが、その9割以上は全人的ではありません。

私は、人間をさまざまな角度から眺めることで、自ずと未解決の問題の回答が見えてくる経験をたくさんしました。この本を「感動を呼ぶ医療」と命名して上梓したのは、「世の中にはこんなに良く効く薬があるのですね」とか、「もっと早くこの治療法に出会っていれば、長年こんなに苦しまなくて済んだのに」という訴えを数多く経験したからです。

この本を若い医師、歯科医師、臨床心理士、公認心理師、看護師などの医療関係者、長年症状に苦しんでいる患者さんに特にお勧めします。

目次

3 身体的アプローチについて

4 精神科的アプローチについて

5 心理的アプローチについて

6　治療的自己について

1 私の歩み

患者さんとともに

この道より我を生かす道なし　この道を歩く

これは武者小路実篤の言葉で、学生時代よりずっと私の心の中に流れている座右の銘です。どう自分の人生を歩んだらよいか悩み、さまざまな夢を描きながら、もがき苦しんでいた若かりし頃の光景がありありと彷彿されてきます。

私の高校時代は動乱の日々でした。自由と自治、そんな言葉が飛び交う中で、日本の自立と平和を求めて、デモ行進に明け暮れていた日々。現在の日本の実情を考えると、あれは一体何だったのでしょうか。

個人レベルにおいても、自由と自立、孤独と連帯が中心のテーマでした。自然をこよなく愛していた私が選んだ最初の道は、土木工学でした。それは、自然と人間との関わりについて考えたいと思ったからです。石原裕次郎の『黒部の太陽』という映画で、自然と戦う人間の強さに感動したのも一因だったかも知れません。

その一方で、小此木啓吾先生の精神分析や催眠現象の不思議さに惹かれ、大学では心理学研究会に所属して活動していたのですが、それでは飽きたらず、将来は精神科医になって、精神の病理を見つめ、人間の内面を深く理解したいという思いも蠢いていました。

今、さまざまな想いが私の脳裏を駆け巡っています。多くの患者さんを診療する中で、さまざまなことを考えさせられる毎日ですが、まるでさまざまな想いが花火のようにパッと光っては消え、また光り続けています。

自分が歩んできた人生の中で遭遇した葛藤と同じようなものを、多くの患者さんの中に見出せます。

何の夢も見出せなくて苦しんでいる若者、自分の能力に気がつかずに自暴自棄になっている若者、中年になっても若かりし頃の未解決の課題を背負い続けて苦しんでいる人、老年になって生きる希望を失って悶々としている人など、実にさまざまな人々が外来を訪れてきます。

私の尊敬する先輩である山岡昌之先生から、「1人の患者さんを理解することは、1冊の本を読むのに等しい」と教えていただきました。

1人の患者さんをあらゆる角度から理解し、可能なすべての方法を用いて治療する、個々の患者さんの自己実現に対して幾ばくかの援助ができる、現在そんな立場にいる自分を幸せに感じています。

医師になって早や2周り以上、開業して1周り以上の歳月が流れました。ひたすら走り続けてきた感もしますが、ここでひとまず振り返って総括し、若い人達に伝えられることは伝えることによって、再び明日に向かって新たな気持ちで歩み出す礎にしたいと考えました。

全人的医療こそ究極の医療

私の出発点は自然と人間とのふれあいから始まりました。幼少の頃、自然と戯れていた想い出がいつも心の底の深い部分に横たわっています。野山を駆け巡り、沢蟹を採取したり、グミの実を食したり、洞窟の中で紫水晶を掘り出したりした原風景がつい昨日のように彷彿されてきます。

そんな自然を対象とした学問を学ぼうと考えた私は、最初の大学で建設基礎工学を専攻することになった訳ですが、残念ながら後に失望することになりました。

人間と自然との関係について考えたいと思っていたのですが、そのことをしっかりと考えようとする人は周りにはほとんどいませんでした。自然に手を加え、人工的に作られた構造物の作成に関わったことを自慢する、そこに価値を見出す人がほとんどでした。マルチン・ブーバーの言葉を借りて、「我とそれ」ではなくて「我と汝」の関係で自然を捉えるべきだと、私は卒論「土木計画論」の中で主張しました。

自然を操作できない畏敬すべき「汝」として捉える考え方は、医師と患者関係のあり方にもそのまま通用しました。自然から学ぶことが多いのと同様に、患者さんから学び、成長させていただいた私です。学際的な考え方の必要性も、そのまま医療の分野においても共通していたことは、大変興味深いことでした。

人間について考え続けたいという想いが、私を土木の世界から医学の道へ進ませました。アルバイト先の学習塾で不登校や虐待を受けて苦しんでいる子どもたちに接したことも、その動機となりました。

医者になって心理療法を臨床に生かしたいと考えましたが、医学部5年生の時に精神科のポリクリを受けた際、大変ショックなことを経験しました。カウンセリングの適応があると考えられた神経症の患者さんにカウンセリングが行われていなかったので、「どうしてカウンセリングを併用しないのですか?」と詰め寄ると、「うちではやらないんだよ、君!!」と言われたのです。調べてみると、日本の大学（特に国立大学）の精神科では心理療法は一切行われていませんでした。

もともと心理療法がしたくて精神科志望で医学部に進学したのに、行われていないことに大変ショックを受けました。そんな時、和漢診療部のポリクリが回ってきました。そこで当時の教授の寺澤捷年先生から心療内科をやったらどうだろうと勧めていただきました。早速、九州大学心療内科の夏季セミナーに参加しました。その後、全人的医療を考える会に参加し、当時日本大学心療内科に在籍しておられた故・桂戴作先生、現・衆議院議員の鴨下一郎先生と出会い、その懐の広さに感動し、日本大学心療内科で研修を受けることに決めました。

心療内科は私の理解では、患者さんを生物学的・心理学的・社会学的・実存的な面から診察し、身体科（内科）的・精神科的・東洋医学的・心理療法的に治療する科です。

私はこの全人的医療こそが究極の医療と考えるようになりました。近年、西洋医学におけるデカルト以来の心身二元論では対応できない症例も増えてきています。東洋医学はもともと心身一如の立場を取っていますが、これらを組み合わせて治療すると、劇的に改善する例も多く経験するようになりました。

例えば、東洋医学で初めて私が感動したのは、学生時代の和漢診療部の寺澤教授の回診の時でした。教授が「どうですか？　薬は効いていますか？」と聞いた時、なんと患者さんは心を込めて「素晴らしい!!」と答えたのです。それ以来、私は漢方のファンになりました。

西洋薬だけでは対応できなかった症例で、漢方によって劇的に改善したという経験をすればするほど、ますます勉学意欲は高まり、以後地道な努力を重ねて約30年の月日が流れました。心療内科の症例にはほぼ全例に漢方を併用しています。

また、心療内科の外来においても、こんな例をたくさん経験しています。

例えば、全身の痛みと眩暈を伴う患者さんが、前医ではちっとも良くならないと言って受診してきました。前医では抗うつ薬のSSRIのみを処方されていました。私は抗うつ薬を痛みにもよく効くSNRIに替え、それに内科的処方と漢方薬を加えました。

これに対して患者さんは「こんなにたくさん薬を飲むのですか？　嫌です」と答えました。そこで私は「定期的に飲む薬は足を骨折した人に巻くギプスのようなものです。ギプスが巻かれた状態で、自己治癒力が働いて骨が付くのを待つのです。ゆるゆるのギプスを巻くよりしっかりとしたギプスを巻く方がよいでしょう」と説明して、定期的な内服を促しました。

さらに、「心身両面にわたって考え得る限り最善の薬を処方して、薬さえ飲んでいれば極めて調子が良いという状態を短期間で作り出すことは意味のあることだと思いませんか?」と畳み込みました。

3週間後、患者さんから「こんなに良くなるのですか!! 今までの5年間の治療は何だったのですか」とコメントされました。

本例に限らず、このような報告は日常茶飯事になっています。これは、薬に対する信頼感と医師 - 患者関係におけるラポールの形成に非常に役立っています。

こうした話をぜひたくさんの方に伝えたいと思い、私が経験した多くの症例とともに本書を著しました。次章から詳しく説明していきたいと思います。

2 心身症について

心身症とは

心療内科は心身症を診る科です。ここで注意しなければならないことは、「**心身症**」は**「心と身体が相関する状態」であって病名ではない**ということです。

例えば、気管支喘息（心身症）は心の状態と身体の状態（喘息の症状）に関係があるということを意味します。ストレスによって喘息発作は誘発されますし、喘息発作がコントロールされずにいると不安な気持ちになったり、うつ状態になったりします。過敏性腸症候群（心身症）については、消化器心身症の世界的権威である東北大学の福土審教授によって、脳腸相関という概念で説明されています。

平成3年（1991年）に日本心身医学会は「その発症や経過に心理社会的な因子が密接に関与し、器質的乃至機能的障害が認められる病態を心身症というが、神経症やうつ病等、他の精神障害に伴う身体症状は除外する」と定義しました。

しかし現実の心療内科の外来は、神経症やうつ病など、多くの精神的な不調を訴える患者さんで溢れ返っています。それは単に精神科よりも心療内科の方が受診しやすいという理由だけでなく、うつ病には多くの身体症状が伴う場合が多いので、精神症状に合わせて身体症状もきちんと治療してほしいというのが患者さんの願いだからだと思います。

ところが、両者の治療は十分に行われていないのが現状です。

平成8年（1996年）9月1日に日本大学心療内科の先輩である鴨下一郎先生のご尽力もあって、「心療内科」が正式に標榜科名として認められてから早や22年の歳月が流れましたが、残念ながら「心療内科」と標榜されている施設のほとんどが、実情は精神科で、いわゆる心身症を診てはいません。

心療内科を標榜している精神科医のほとんどは、身体疾患の治療を取り入れていないし、しかも心理療法をきちんと学ぼうとする人が少ないのが現実です。

それならば、心療内科医はどうかと言えば、内科をきちんと学んでいない人、内科はできても向精神薬の使い方をきちんと学んでいない人、何らかの心理療法を習得しようとしていない人など、片手落ちの人が多いと心療内科の専門医である私は感じています。

実は、このことがこの本を書かねばならないと考えた原動力の一つとなっています。

心身症の具体例

ここでは、私が体験した心身症の3症例について、プライバシー保護のために多少の、症例によっては大幅な脚色を加えて紹介したいと思います。

最初の症例である気管支喘息（心身症）は、私が研修医の頃、医師になって初めて学会に症例報告した典型的な心身症としての気管支喘息の一例です。即ち、心身相関が極めて明瞭で、生活の中のどのような出来事がストレスになり、気管支喘息の発症と維持に関係しているかを学ばせていただいた症例です。

２番目の症例は、気管支喘息と過換気症候群の合併例です。幼少時より気管支喘息のコントロールが悪く、ステロイド多量内服のために中絶せざるを得なくなり、また、この疾病のためにうつ状態に陥った症例です。しかも、不安感から過換気症候群を合併し、医療現場では（医師の認識不足のために）不適切な治療がなされていました。

そして、この症例は、心身症の患者さんに特有な、自己の欲求や感情表現がうまくできない**アレキシサイミア（失感情症）**や、身体感覚のフィードバック機構に何がしかの不調を有している**アレキシソミア（失体感症）**が観察された症例でもありました。

３番目は心因性発熱の症例です。発熱性疾患には、感染症、悪性腫瘍、膠原病などが知られていますが、ストレスにより発熱することがあることを知った初めての症例です。

症例 気管支喘息（心身症）

前述したように、本症例は、私が研修医の頃、医師になって初めて学会に症例報告した典型的な心身症としての気管支喘息の一例です。

A子さんは心療内科初診時に53歳の女性でした。20歳で結婚して23歳で長女を出産しました。その年に夫は会社を始めましたが、その後、夫は2度にわたって事業に失敗しました。A子さんは43歳の時に1億円の借金を抱えて夜逃げをし、債権者に追われる身となりました。そのため、子どもの通学すらも困難で、極度の不安状態が続いていましたが、その時期に一致して軽度の呼吸困難発作が出現するようになり、近医で気管支喘息と診断されました。

その後、数年間は夫がタクシーの職に就き、穏やかな日々が続いて、その間は喘息の発作はありませんでした。しかし、夫に胃がんが見つかった50歳の頃より発作が頻回に起こり始め、近医で点滴注射を受けるようになりました。

A子さんが51歳の時、夫は他界し、さらに長女の出産介助の過労も加わって、強い喘息発作を頻繁に繰り返すようになりました。1ヶ月後、建設中であった長女の夫の事務所が完成し、その2階に次女とともに住んで、3階に長女夫婦が住み、A子さんは昼間に長女の子ども2人の子守りと家事を手伝うことで給与を受け、経済的には十分暮らせることになって、気管支喘息の発作も次第に安定するようになりました。

その後3～4ヶ月を経て精神状態がやっと落ち着いた頃より、長女の夫に対して気兼ねを感じると同時に、A子さんの夫が健在であれば、自分の家庭内の地位は長女よりも上位にあったのに、今はそうではなく、**「夫の死」と「女の座の転落」という二重の喪失体験**を感じることになり、この頃よりしばしば喘息発作を起こすようになりました。

その翌年、家族で外国旅行に出かけたりしていた楽しく開放的な時期には発作は全くありませんでしたが、7月に風邪をこじらせてから喘息発作が続き、外来で「感冒薬を飲んでから発作が強くなった」と訴えましたが、医師より「そんなはずはない」と言われ、治療自体に不安を感じるようになりました。

その後も頻回の発作が続いていましたが、10月の初めの発作時に、ちょうど長女の夫が不在だったので、自分で運転して3㎞離れた病院を受診しましたが、以来、もし自分で運転できないほどの強い発作で、長女の夫が不在の時にどうやって通院するかについて強く不安を抱くようになりました。

10月下旬にN大学の呼吸器科を受診し、安心を得て2ヶ月近く緩解期が続きました。12月初めに、再び感冒に罹患し、前病院を受診したところ、前回と同じ感冒薬が投与されたために恐怖心が増強し、口唇と手足の痺れが出現し、続いて喘息の発作も出て3日間の入院となりました。この時の動脈血採血の結果では、酸素飽和度が高度に減少していました。

その翌年の1月になって、激しい吸気性の呼吸困難、空気飢餓感で前病院を受診し、この時の動脈血採血では酸素飽和度は正常範囲でしたが、二酸化炭素飽和度が著明に低下し、高度な**アルカローシス**をきたし、喘息発作とは異なり、過換気発作と考えられて、2月初旬、私の所属していたN大学心療内科に紹介されました。

❖喘息発作と過換気発作の違いについて

喘息発作はさまざまな誘発因子によって引き起こされ、気管支収縮を生じさせる気管支の炎症が原因です。それに対して、過換気発作は不安によって生じる過呼吸が原因です。

ここで過呼吸発作についてまとめておきます。まず呼吸について説明すると、呼吸には外呼吸と内呼吸があります。外呼吸は、呼吸器官（肺）において行われるガス交換です。気道に吸い込まれた空気が肺胞に達すると、空気中の酸素を肺の毛細血管に取り込み、毛細血管から二酸化炭素が肺胞内に排出され、気道を通って肺外へ排出されます。一方、内呼吸は、組織内部で行われるガス交換です。肺の毛細血管に取り込まれた酸素は、組織の毛細血管から組織液中に移り、それから細胞に移動します。また、細胞から組織液中に排出された二酸化炭素は、血管内に取り込まれます。

不安感から呼吸が早くなって**過呼吸**になると、肺内の空気と肺外の空気のガス交換（換気量）が増えます。その結果、肺内の二酸化炭素が通常よりたくさん肺外へ排出されます。二酸化炭素は体内においては酸の働きをしています（二酸化炭素が水に溶けると炭酸水という酸になります）から、二酸化炭素が通常より肺外へたくさん排出されると、体内はアルカリ性（アルカローシス）になります。動脈血がアルカローシスになると、脳の血管を収縮させるので、呼吸困難感や四肢の痺れ、失神などの症状が現れます。これが過換気発作です。

ここで、注意してほしいのは、動脈血中の酸素の濃度が高いことも低いこともあるということです。

以前、本疾患の簡便な治療法として紙袋呼吸（paperbag therapy）が推奨されたことがありましたが、実際は、低換気による窒息死の報告がなされて以来、良識的な治療現場では、この方法は用いられなくなりました。過呼吸の発作はセルシンの筋肉注射で抑えるのが定石ですが、大病院の救急外来でも紙袋呼吸を勧める施設が多いことは本当に困ったことです。

✤治療経過

当初は、毎日のようにA子さんは救急外来を受診していました。心療内科外来では、まず丁寧に前述のような詳細な病歴を聴取し、各種心理テストを施行しました。そして、日大心療内科の先輩の江花昭一先生によって作成された気管支端息症状調査票（ＣＡＩ）の結果より、次のようなことが明らかになりました。

①心身相関の明らかな気管支喘息である
②かなりひどいうつ状態にあり、不安が非常に高い
③過換気症候群（心身症）が合併している
④性格はかなり未熟で依存性が高い。予後を悲観し、治療意欲は減退している。死の恐怖を感じている。被暗示性が高い

ここで、心身医学的治療の基本である**一般心理療法**（general psychotherapy）について説明すると、次のようになります。

一般心理療法とは、患者に対して受容（accept）、支持（support）、保証（reassurance）の3原則に基づいて行う心理療法です（『心身医学用語辞典』医学書院より引用）。

受容は、患者の訴えを**傾聴**（**listening**）して、全人的に患者を理解しようと努めることで、そこから患者の悩みに対する**共感**（**empathy**）が生まれます。

支持は、患者の気持ちを温かく支え、自らの生き方を批判せずに受け止めさせることで、これは受容や共感という態度があって初めて可能になります。

保証は、患者の症状は治療を続けていけば必ず治るということを保証すること、および患者の発言や態度がどうであれ、治療者として一定の面接時間の確保を保証することで、これによって患者のより深い悩みまで取り上げることができるようになります。

外来ではまず、抗うつ薬、抗不安薬などを投与しながら、A子さんの話を十分に傾聴し（受容）、A子さんの置かれている辛い立場、前病院の医療関係者の対応に不安感、恐怖感を抱いたことを理解し（共感）、24時間いつでも救急対応ができること、適切な治療を行えば症状は必ず良くなると繰り返し説明し（支持）、気管支喘息、過換気症候群、うつ状態の病態を説明し、病態に合った治療を行えば必ず良くなることを何回かにわたって保証しました。以来数年にわたり、喘息発作、過換気発作を起こすこともなく経過しました。

本例は、私の恩師である桂戴作先生のご指導の下で体験した初めての心身症としての気管支喘息の症例で、多くのことを学ばせていただきました。心身医学的アプローチで劇的に良くなる症例があることがわかり、私が感動した初回例でした。

症例　気管支喘息と過換気症候群の合併

この症例は、「呼吸困難、手足の痺れ、死に対する恐怖」を主訴とする31歳のB子さんのもので、**気管支喘息と過換気症候群の合併例**です。

大学病院のように（診断確定のための）血液ガス分析が可能なところでは診断が容易ですが、市中病院や診療所では喘息発作と過換気発作の区別がつかず（もちろん、経験豊富な医師ならば区別がつきますが）、誤った治療がなされて混乱状態となり、症状を悪化させている症例が多く見られます。

それは両者の治療法が真逆であるからです。喘息発作を止めるためにβ刺激剤（交感神経を刺激する薬）の吸入がよく施行されますが、過換気発作は交感神経が興奮して起こる病態ですから、β刺激剤の吸入は症状を悪化させます。この症例も通常は喘息発作で治療を受けている病院で、過換気発作なのにβ刺激剤の吸入が施行され、「苦しい」と訴えてもわがままな患者扱いを受けていた症例です。

B子さんは妹が生まれた3歳前後に喘息を発症しました。小学校時代は喘息発作のため、保健室登校が頻繁でした。救急搬送されることも多く、入院歴は15回以上に及びました。

発作は入院するとすぐに軽快しましたが、経済的な理由からすぐに退院させられました。入院はむしろ快適で、父は支配的で怖いので大嫌いでしたし、母が洋裁をやっていてホコリっぽいので、退院するとすぐに悪化することが頻繁でした。

小学校2年生の時に喘息発作がひどく、酸素テントに入るほどの恐怖体験をしました。退院後はステロイドを内服しましたが、ムーンフェイス（ステロイド投与によりグルココルチコイドが過剰になり、顔に脂肪が沈着した満月様の顔貌のこと）になるため、薬に頼りたくない気持ちが強くなり、状態が良くなるとすぐ薬をやめていました。

中学・高校時代はやや軽快しましたが、ときどき入院し、症状のない時期はほとんどありませんでした。ＯＬ時代はディスコのお立ち台で踊っている最中によく発作を起こしましたが、β刺激剤の吸入と点滴を受ければコントロールできたので、「喘息なんて大したものではない」と考えていました。

しかし、28歳の時に重積発作で入院し、人工呼吸器による治療を受けた後は、努力してもどうしようもないことがあると**無力感**にとらわれるようになりました。

退院後、結婚して３ヶ月後に妊娠しましたが、ステロイドを多量に飲んでおり、医師の勧めもあって中絶しました。中絶後、喘息発作に加えて過換気発作が出現するようになり、喘息発作と過換気発作の区別がつかず、発作のコントロールは不良でした。

ちょうどその頃、知人が**アスピリン喘息**（解熱鎮痛消炎薬によって激烈な喘息発作が誘発され、時に致死的である）で死亡し、死に対する恐れが極めて強くなりました。その年の5月（29歳）、金製剤による減感作療法を受けましたが、皮疹が出現したために中止しました。翌年の11月（30歳）、夫と口論後、呼吸困難とともにいわゆる**助産婦型手**（過換気発作の際に見られる手のけいれん）を呈して来院したため、心理的因子の関与を疑われて心療内科受診となりました。

外来で処方した吸入ステロイドとβ刺激薬の配合剤の定期吸入によって、気管支喘息のコントロールは良好になりました。しかし、過換気症候群をコントロールするためのSSRIや過換気発作を予防するためのアルプラゾラム（ソラナックス）を定期的に内服できず、夫と喧嘩するなどの心理的な動揺があると救急病院へ搬送されることもしばしばありました。

その後、妊娠、出産を希望し、催奇形性が問題となるアルプラゾラムなどの薬物からの離脱を希望したので、呼吸法と自律訓練法を指導しました。その病歴からアレキシサイミアの傾向が強いと考えられましたが、28歳の時、何となく調子が悪いからと病院へ行ってみたら、そのまま挿管となり、人工呼吸管理になったというエピソードからアレキシソミアの傾向も強く疑われました。

ストレスや過労と発作との関連について質問するとわからないと答え、不安尺度としてのSTAIの結果も低得点が特徴的でした。また数々の喪失体験（小学生の時の白血病による親友の死、夫の母の突然死、アスピリン喘息による知人の死、中絶など）が認められましたが、明らかな抑うつ傾向が認められた時期はありませんでした。そこには、**対象喪失を否認する機制**が考えられました。

また、長年のコントロール不良の状態にもかかわらず、喘息なんて大したことはないと考えたり、一応ラポールがついてきたと考えられた後でさえ指示された薬の内服を怠り、過換気発作で近医へ救急車で搬送されたりしました。そこには病気に対する否認の機制が考えられました。

このように、**アレキシサイミアによる気づきのなさ**は、しばしば治療を困難にしますが、本症例の場合は、**悲哀の仕事（時間とともに心を整理するプロセス）**を共有しながら地道な努力を重ね、医師－患者関係の確立に努めながら治療を継続したところ、次第に症状がコントロールされるようになりました。

このように、気管支喘息という呼吸器の代表的な身体疾患も、過換気発作という不安発作を伴う場合には、かなり複雑な心理規制が働いている場合が多く、心身医学的アプローチが不可欠と考えられました。

また、悲哀の仕事が十分に行われていないと、「身体の不調」や「心の不調」を起こしやすいと考えられました。

症例 心因性発熱（心身症）

私の経験では、発熱に対するこだわりが強い患者さんがときどき見られます。体温が客観的には正常範囲でも、「私は平熱が低いのです」と訴えられたり、執拗に検査を要求してくる場合があります。自律神経失調状態になると微熱が生じる場合もあります。

C子さんは、風邪から回復後も37・5℃以上の微熱が続くようになり、また発熱すると軽い頭痛や耳鳴りも加わるので、近医にてMRI検査、血液検査などの精密検査をしましたが、異常はありませんでした。

X年5月下旬、当クリニックに紹介受診となり、外来で簡単な心理テストを施行すると、ノイローゼ状態で不安が強い中等度以上のうつ病が疑われました。

臨床心理士による面接が開始されると、夫の言動に対する疑問、安心を求めた結婚に安心が得られずに離婚を望んでいることがわかりました。

さらに詳しく聞いてみると、C子さんは36歳まで家を出たことはなく、母に強く依存しており、結婚後も週末には必ず実家へ戻って、1日2回は母と電話連絡を取り合っていることがわかりました。X－1年10月に女子大の助教授と結婚し、以後は夫の実家の隣に住むことになりました。夫は仕事を実家の2階の書斎で行っていました。

C子さんは夫と同居後、生活習慣や考え方があまりに違うことに次第に苦痛を感じるようになりました。例えば、独身時代からテレビが大好きでしたが、夫はいわゆる専門バカで世の中のことには全く興味がなく、テレビのニュースが大嫌いでした。独身時代から夜の報道番組が好きなC子さんに対して、夫は神経質で眠れないからテレビを消してくれといつも言ってきました。

このように夫とは価値観が一致しないことが多く、しばしば夫の言動に傷つけられました。X年2月には耳鳴りと微熱が気になったために実家へ戻り、5月中旬より心療内科を受診するようになると、次第に症状は軽快してきました。11月に協議離婚し、就職も決まって実家で両親とともに暮らすようになると、12月にはC子さんの体温は37・1℃程度に落ち着くようになりました。

心理テストを施行してみると、ノイローゼ状態からは脱し、うつも不安も正常域と、8ヶ月前と比べて著明に改善していました。X＋1年2月には体温が36℃台に落ち着くようになり、治療終結となりました。

本例では、夫との間で嫌なことがあると耳鳴りが強くなり、微熱が出現するといった心身相関が認められ、心因性発熱（心身症）症例と考えられました。

このように報われない愛や不幸な結婚による発熱は、古くから報告があります。C子さんには強迫性格、失感情症性格、未熟性格が疑われ、ストレスをうまく自己処理できずに症状の発現に至ったと考えられました。

そこで、患者の心理社会的な問題を十分に傾聴しながらともに解決していくといった環境調整をすることによって、また離婚が成立し、定職も得られたことによって、ストレスが減少し、さらに患者自身のストレス対処能も向上して、症状の軽快が見られたと考えられました。

3 身体的アプローチについて

身体的アプローチとは

内科医にとっての身体的アプローチとは、内科的アプローチですが、内科といっても循環器、呼吸器、消化器、血液、内分泌などと守備範囲はかなり広くなります。

私はその中でも、呼吸器とアレルギーが専門ですが、心身医療を実践する上では内科的疾患だけではなく、耳鼻科的、泌尿器科的、皮膚科的、婦人科的疾患など、臨床各科にわたる心身症も診る機会が多くなります。

心身相関は、心の状態が身体に影響を与える場合と、身体の状態が心の状態に影響を与える場合があります。

ここでは、各科に関係する症状を見ていきたいと思います。

呼吸器科領域の具体例

内科の中でも、呼吸器分野で代表的な心身症は気管支喘息です。喘息の内科的治療は近年目覚ましい進歩を遂げました。

私が医師になった30年ほど前、大学の呼吸器科の外来は喘息発作に対する点滴治療を受ける患者さんで溢れ返っていました。また市中病院の呼吸器科は喘息発作の入院患者でいっぱいでした。

当直の時、明け方は必ず喘息発作を起こした患者さんに起こされるのが常でしたが、吸入療法が普及した10年以上前から、事態は一変しました。外来点滴を受ける患者さんは激減し、市中病院に喘息発作で入院する患者さんも非常に少なくなりました。

以前は気管支喘息の患者さんの中で、心身医学的アプローチをしなければ良くならなかった症例が多数いましたが、吸入療法をきちんと施行さえすれば、必ずしもその必要のない症例も増えました。内服薬治療しか受けていなかった患者さんに吸入療法を勧めると、その予防効果の凄さに感動する患者さんが増えました。

症例 気管支喘息

24歳のD男さんは、気管支喘息の患者さんです。

最近だんだんと気分が落ち込むようになり、会社のカウンセラーに相談したところ、病院を受診するように勧められ、当クリニック受診となりました。

最近はテレビを見る頻度も減って、見たいと思っていたものも見なくなりました。夜中にトイレに起きることが多くなり、会社も休みがちでした。特に集中力がなくなり、食欲も減退していました。気管支喘息は、呼吸器科で治療を受けていました。

初診時の診察所見では、胸部聴診上喘鳴《ぜんめい》が聞こえました。「苦しくないですか?」と聞くと、「苦しくはないです。最近はずっとこんなもんですよ」との答えでした。

動脈血酸素飽和度を測ると、なんとSpO2：95％と高度に低下していました。これは気管支喘息の発作状態です。「呼吸器科は一体何をしていたのですか？」と半ば怒りを込めて叫びました。

すぐに吸入と点滴を施行しましたが、喘鳴は治まりません。明日も点滴に来るように伝えて帰しました。翌日に外来点滴を施行したら、昨夜はよく眠れたとのことでした。発作が止まるまで外来点滴を受けるか、あるいは入院した方がよいと伝えましたが、次に来院したのは2週間後でした。

昨日と今日軽い発作があったと言いますが、動脈血酸素飽和度はSpO2：87％と極めて高度に低下していました。「入院だ。このままでは死んでしまうよ」と叫んで呼吸器科へ入院となりました。

✿まとめ

このケースにおける問題点をまとめると次のようになります。

①慢性的な低酸素状態に置かれると、苦しいという自覚症状がなくなります。正常な人の

動脈血酸素飽和度は通常SpO2：97～98％くらいであり、苦しいと感じる気管支喘息の発作状態の時でさえSpO2：95～96％くらいです。

②従って、本症例はかなり重篤な状態と考えられ、自覚が足りなく、突然死の恐れが十分にありました。自験例では、救急外来を担当していた時に、救急車が病院へ着く前に他界してしまった若者の症例が2件ありました。

③いずれも、日常の治療が十分になされていなかった症例です。気管支喘息は通常、発作さえ起こっていなければ何ともないので、その危険性を繰り返し心理教育しなかった医療機関の罪は重いと考えられました。

人生は一箱のマッチに似ている。重大に扱うのは莫迦々々しいが、重大に扱わなければ危険である。

これは芥川龍之介の『侏儒の言葉』より引用しましたが、人生を気管支喘息という言葉に置き換えると相通ずるものがあります。

④気管支喘息は、予防の治療と発作状態の治療とで大きく異なります。予防の治療は現在

は吸入療法が常識ですが、未だに内服治療だけを行っている施設が少なからずあるのは驚きです。漢方薬や抗うつ薬による治療も予防と考えられます。

⑤発作状態の治療は、β刺激剤（サルタノール、メプチンなど）を吸入しても治まらない場合は点滴治療となりますが、点滴を1～2本しても治まらない場合は入院となります。これは呼吸器科における常識的な見解ですが、この発作状態が数ヶ月以上放置されていたのは常識では考えられないことです。

⑥気管支喘息にはうつ状態を伴っている場合があり、自分がうつ状態にあることに気がつかないか、気がついても認めたがらないケースが多く見られます。うつ状態がアレルギー疾患の病態を悪化させることは、免疫学上明らかになっているので、うつ状態を治療することは気管支喘息の病態を安定化させる上で大切です。

消化器科領域の具体例

ストレスによって、身体臓器はさまざまな影響を受けますが、その中でも、消化器領域はその代表格です。

消化器科領域で心身相関が認められる器質的な疾患は、消化性潰瘍（胃潰瘍と十二指腸潰瘍）です。胃や十二指腸の粘膜や粘膜下組織が消化されると、消化性潰瘍が生じます。潰瘍形成に促進的に働く「攻撃因子」の総和が、それを防御しようとする「防御因子」の総和を上回った時に潰瘍が発生すると言われています。

このような疾患を引き起こす性格については古くから研究されていて、**「潰瘍性格」**と呼ばれています。この性格の典型は、嫌なことを嫌と言えず無理に周りに合わせてしまい、ストレスを溜め込む**過剰適応**の性格です。また、自分の内的な感情への気づきとその言語的表現が苦手なアレキシサイミア（失感情症）や身体感覚への気づきに乏しいアレキシソミア（失体感症）の性格も見られます。

最初の症例は、私が初めて体験した心身症としての消化性潰瘍の典型例です。

2番目の症例は、機能性ディスペプシアに合併した過敏性腸症候群の症例です。この**機能性ディスペプシア（functional dyspepsia：FD）**は、潰瘍のような器質的病変がないにもかかわらず、腹痛や吐き気、食欲不振、胃もたれなどの症状を訴える疾患で、これに過敏性腸症候群などを加えた**機能性消化管障害**（**functional gastrointestinal disorder：FGID**）は世界的に注目を浴びている疾患群です。

機能性ディスペプシアは、わが国では神経性胃炎などと呼ばれていたものを含み、「気のせいだ」とか「病気ではない」などと言われ、きちんとした治療が受けられてきませんでしたが、このような疾患概念の確立によって、治療法がいろいろと考え出されています。

「腸は心の鏡」と昔から言われているように、**過敏性腸症候群（IBS）**に認められる「ストレス－脳－消化器」という軸は**「脳腸相関」**と呼ばれ、近年大きな関心を呼んでいます。

ＩＢＳの重要な病態生理としては**「内臓知覚過敏」**があり、ＩＢＳの脳腸相関とは、ストレスによって増悪する消化器症状（脳→腸）と消化器由来の信号による脳機能の変化（腸→脳）を言います（次ページ図）。

ＩＢＳ患者の大部分はストレスによる症状の発症もしくは増悪で特徴づけられ、心身症の病態を呈します。ＩＢＳは消化器診療の中で最も多い疾患であるにもかかわらず、十分な治療がなされていない疾患の一つです。

脳腸相関

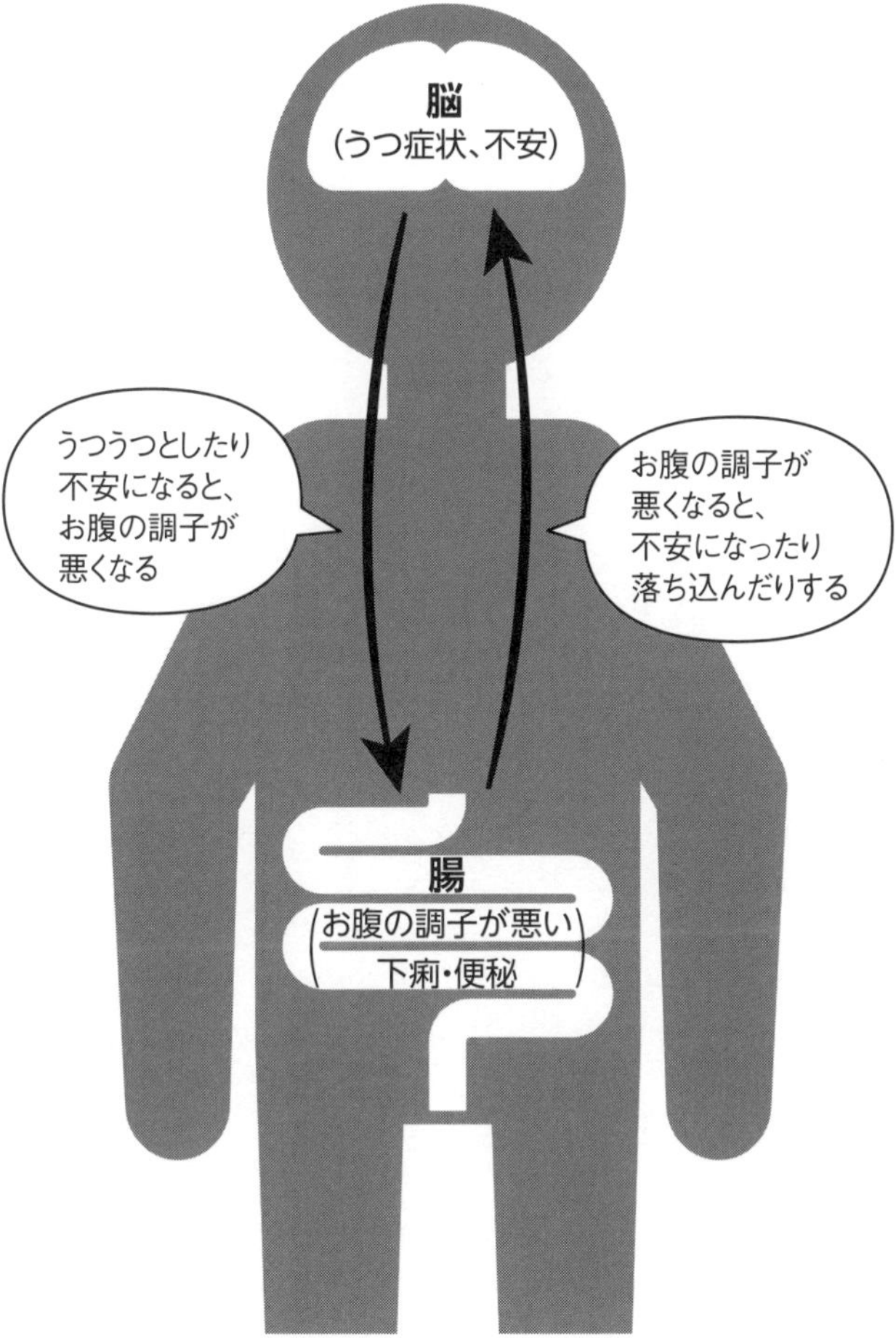
脳
(うつ症状、不安)
うつうつとしたり
不安になると、
お腹の調子が
悪くなる
お腹の調子が
悪くなると、
不安になったり
落ち込んだりする
腸
お腹の調子が悪い
下痢・便秘

ここで挙げた症例は、下痢型ＩＢＳでラモセトロン（イリボー）が処方されましたが、便秘型に対しては、リナクロチド（リンゼス）およびエロビキシバッド（グーフィス）が最近発売されました。特にグーフィスは世界初の胆汁酸トランスポーター阻害薬で、大腸に流入した胆汁酸により、水分分泌と大腸運動促進の２つの作用を有し、ＩＢＳだけでなく、広く慢性便秘症に使用可能な薬剤です。

３番目は**空気嚥下症**の症例です。俗に**「呑《どん》気《き》症《しょう》」**と呼ばれており、不安感から多量の空気を呑み込む疾患です（次ページ図）。頻回のゲップやおならを主訴とするこの疾患の患者さんは意外と多く、その症状のために一般内科や消化器科を訪れることになります。しかし、十分にはコントロールできないため、ドクターショッピングを繰り返す症例が多々見られます。

最後に心療内科を訪れ、原因はストレスにあると説明を受けても、ストレスに気づいていない（アレキシサイミア）ために、精神面に作用する薬を拒否する例もしばしば見られます。

このような患者さんを診察すると、**鼓腸**（腸内にガスが集積して腹部が膨満する状態で、

空気嚥下症（呑気症）

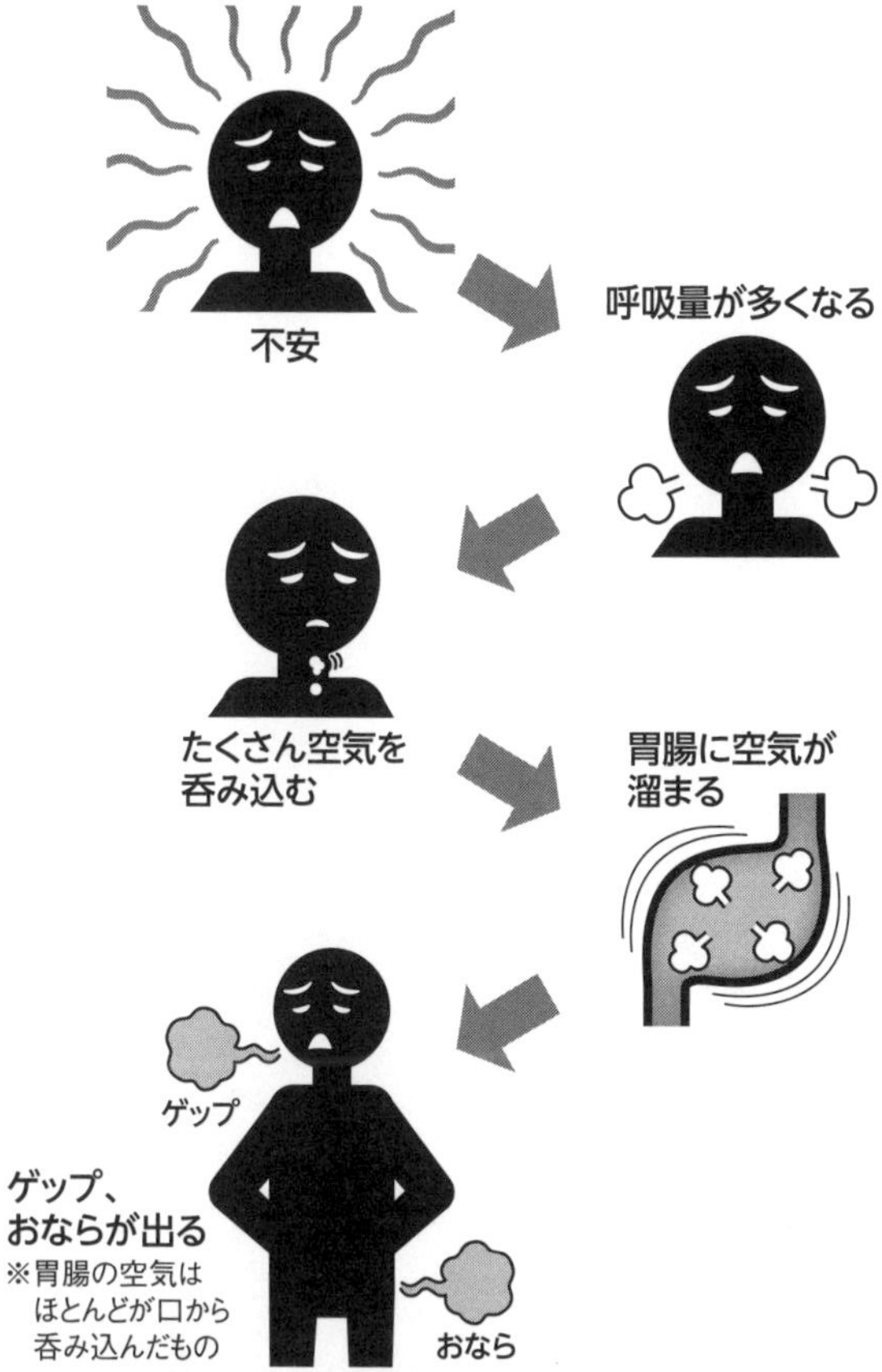

治療	不安を抑える薬あるいは呼吸法ないしは 自律訓練法を使う

お腹を叩くとポンポンと音がします）しているので、すぐに診断がつきます。以前、衝撃的な症例を経験したことがあるので報告します。

症例 消化性潰瘍

16歳の女性です。もともと素直でとても良い子で、親の言う通り熱心に塾通いをしていました。その甲斐があってか、当時考えていたランクより上位の進学校に合格しました。

1年次の最初の頃は元気に学校へ行っていましたが、次第に食欲がなくなり、ほとんど食べられなくなってしまいました。家族は拒食症を疑って、当時私が勤めていた病院の外来に連れて来ましたが、衰弱があまりにひどいため、入院治療をすることになりました。

まず中心静脈栄養にて低栄養状態に対する治療を行いながら問診をしましたが、いわゆる「痩せ願望」がないなと感じました。

一応鑑別のために、胃カメラを施行することになりましたが、その画像を見た時に私は目を疑いました。なんと！　とてもひどい胃潰瘍ができていたのです。どうして痛がらなかったのだろうと一瞬思いましたが、心療内科を専攻する私には、これがアレキシソミアの典型だとすぐに気がつきました。

症例 機能性ディスペプシアと過敏性腸症候群

E男さんは、35歳の男性です。小学校低学年の頃から、朝の起床後にだんだん調子が悪くなり、気持ちが悪くて吐き続けるという症状がありました。以降、病院を転々としましたが、良くなることはありませんでした。

X年5月、32歳の時に当クリニック初診となり、機能性ディスペプシアと診断して加療を行いました。うつ状態を伴っていましたので、胃薬に加え、抗うつ薬、漢方薬などを追加投与すると、少しずつ良くなっていきましたが、X＋3年5月、「お腹の調子が悪く、下痢で1日10回以上もトイレに行っている」との訴えに、「ラモセトロン（イリボー）5㎍分1朝食後」の追加投与を開始しました。

同年7月末に「順調ですが、イリボーで便秘になります」との訴えに、「2・5㎍」へ減量し、同年8月末、やはり便秘気味との訴えに、イリボーの投与を中止しました。そして、同年9月末以降、便通は順調となりました。

症例　空気嚥下症（心身症）

頻回のゲップと過剰なおならに40年間悩まされ続けた64歳のF子さんの話です。

22歳の時、職場のストレスから消化不良を起こすようになり、お腹が張ってゲップとおならが過剰に出るようになりました。

発症当時は1日100回以上もゲップやおならが出て苦しいので、病院を何か所も渡り歩きましたが、受診時に症状が出たことはなく、どの病院でもきちんと対応してもらえず、治らないままずっと苦しんでいました。

63歳の時にはゲップが1日500回以上も出るようになり、近くの内科にかかりましたが、やはり信じてもらえませんでした。

紹介にて心療内科の私の外来を最初に受診した時もゲップは全く出ていませんでした。

しかし、F子さんの話にじっくりと耳を傾けていると、どうやら同居している嫁の棘《トゲ》のある言葉がきっかけとなって症状が悪化したようでした。

十分に話を聞いた上で、「呑気症と言って情動的なストレスから、あなたのようにゲップを繰り返す人もいるのです。辛かったでしょうが、もう大丈夫ですよ」と言った途端、まるで蛙が鳴くようにゲコゲコとゲップを繰り返すではありませんか。

後でわかったのですが、F子さんは緊張するとゲップが止まるので、今まではどの医療機関でも本当の症状を理解してもらえず、詐病《さびょう》（障害がないのに病人の真似をすること）と見なされていたのです。

このようにF子さんの症状に予断を持たずに受け止めた上で、心身両面にわたる薬物を投与したところ、1週間後にはゲップとおならは10回以下となり、「私の今までの40年間は何だったのだろう」ととても感謝された症例でした。

循環器科領域の具体例

循環器系はストレスの影響を直接反映する臓器です。また死への不安が強いため、病態が修飾されることも多々見られます。攻撃的・支配的・野心的ないわゆるタイプA性格の方が、マイペースでゆったりした性格のタイプB性格よりも、心筋梗塞や狭心症の発症率が2倍以上高いことは疫学の前向き調査で証明されています。

本態性高血圧症も代表的な心身症の一つで、ストレスにより血圧が上昇することはよく知られています。その具体例として笑い話のような症例があります。

あるコントロール不良の高血圧の患者さんの外来血圧が突然正常化した時に、「どうしたのですか？　何かあったのですか？」とその患者さんに聞いたところ、「妻が家出したのです」という答えが返ってきたのです。以前から夫婦仲が悪いことは知っていましたが、そこまでいっていたかと大変驚いた症例です。そんな訳で、外来の患者さんの血圧は全員、毎日計っています。

今回ここで取り上げた症例は、心臓神経症の患者さんです。外来において動悸や胸痛を訴えた患者さんで、実際に心臓や甲状腺などに異常が見られる症例は意外と少ないというのが実感です。その他、不整脈や本態性高血圧症、神経調節性失神なども心身医学的治療が奏功する疾患です。

症例 心臓神経症（心身症）

G男さんは50歳の男性です。数年前より心臓の痛みが月に数回起こるようになり、近医で心電図、血液検査などを施行するも異常なしと言われ、治療はしていませんでした。

その後、両手の痺れや腹部の違和感も起こるようになり、内科、整形外科でレントゲン、エコー、血液検査などを精査するも、どの機関でも異常が認められませんでした。

来院後、精神科的、内科的、東洋医学的見立てから、パキシル、マイスリー、リボトリール、ミケラン、桂枝加竜骨牡蠣湯の投与を開始しました。以下はG男さんの感想です。

1週間後「調子が良くなった」、2週間後「脈拍数が初診時110だったのが70まで下がり、楽になった」、3週間後「こんなに良くなったのは生まれて初めてです」とのことでした。全人的医療が奏功した典型的な一例でした。

耳鼻科領域の具体例

耳鼻科領域では耳鳴症（耳鳴り）とアレルギー性鼻炎について取り上げます。

耳鳴りは心療内科の外来で遭遇することの多い症状の一つで、耳鼻咽喉科で「これ以上治療する薬はないから一生上手く付き合いましょう」と説明されて、絶望的な気持ちになっている症例が多く見られます。

それに対して、当院の治療により3分の2以上の症例で普通に治っていくので取り上げました。

確かに、耳鳴り患者の9割に聴力障害があり、原因疾患の治療が可能で聴力障害が消失する場合には、耳鼻科的治療で耳鳴りは速やかに消失します。しかしながら、耳鳴りの訴えだけが残ると（結構その症例は多い）、多くの場合、現在のところ治す薬はないと説明されています。同じ程度の耳鳴りがあっても、苦にする人とほとんど苦にしない人がいて、心身両面の過労が耳鳴りを強めることも知られています。

不安が強く内向的な人ほど耳鳴りが気になるとの報告もあり、抑うつ傾向や不安の強い人には抗うつ薬の投与で、うつ症状や不安感の軽快とともに耳鳴りが軽快することもわかっています。

当院では、レイノー病の薬であるイノシトールヘキサニコチン酸エステル（ニコキサチン）投与で3ヶ月以内に約6割、無効例には保険収載されているニコチン酸アミド・パパベリン塩酸塩配合（ストミンA）を追加投与すると、3ヶ月以内にさらにその約6割で軽快しました。

さらに東洋医学的診断によって、漢方薬を追加投与することによって軽快する例もあります。本書で取り上げた症例では、薬物療法に加えて催眠療法を付け加え、さらに軽快しました。

アレルギー性鼻炎についても、耳鼻科で良くならない例が多いのには私も驚いています。

昔、知人の耳鼻科医に、「何で鼻炎が耳鼻科で良くならないの？」と聞いたことがあります。彼によれば「耳鼻科医は外科医だから手術に関心があるが、薬にはあまり関心がないのですよ」との説明に唖然としたことがあります。

アレルギー性鼻炎の飲み薬には、鼻水に抗ヒスタミン剤、鼻づまりに抗ロイコトルエンか抗トロンボキサンを用いるのが常識なのに、現実は必ずしもそうなっていません。漢方薬も、鼻水に小青竜湯、鼻づまりには葛根湯加川芎辛夷がよく用いられます。

また、大野修爾先生（大野クリニック院長・元日本東洋医学会副会長）から教わった竜虎湯（小青竜湯＋五虎湯）、大青竜湯（麻黄湯＋越皮加朮湯）を用いることがありますが、特に後者は「世の中にこんなに凄い薬があるのですね。感動しました」と何人もの患者さんから言われたことがあります。

さらに、当院のアレルギー疾患の患者さんには非特異的な減感作療法を行っていますが、約9割5分以上の患者さんで、症状が10分の1以下になっており、しかも副作用が全くないので驚きます。

また、最近抗ヒスタミン薬として、デスロラタジン（デザレックス）、ビラスチン（ビラノア）、抗ヒスタミンと抗ＰＡＦ作用を持つルパタジンフマル酸塩（ルパフィン）が相次いで発売となりました。これで、4つのケミカルメディエーター（ヒスタミン、ロイコトルエン、トロンボキサン、パフ）に対する拮抗薬がすべて出揃ったことになり、アレルギー診療も、いかにこれらの薬剤を使い分けるか、治療者の力量が問われることになりました。

症例 耳鳴症

H男さんは、ストレスフルな職場のせいか、耳の中でガサガサと音がするようになり、耳鼻科を受診しましたが、治療や投薬はありませんでした。1ヶ月後には睡眠中に耳鳴りがするようになり、耳鳴りで目覚めるようになりました。左耳から次第に両耳になり、毎日24時間「キーン」「ツー」というような耳鳴りがするようになりました。朝は弱いが、夕方以降に疲れが溜まるにつれてひどくなりました。

いくつかの耳鼻科と心療内科を受診し、投薬を受けましたが、軽快することはなく、脳神経外科のＭＲＩ検査も受けましたが、異常なしでした。

しかし、当院受診後、抗うつ薬、ストミンA、ニコキサチン（発売中止となったため、現在はヘプロニカート）、漢方薬を処方したところ、不眠も耳鳴りも改善しました。

耳鳴りによる仕事・社会生活障害度は、「仕事をするのに相当努力を要する」から「少しはさしつかえるが、大丈夫」まで、そして苦痛度は「常にわずらわしく、ときどき苦痛だ」から「時にわずらわしい」まで、耳鳴りの大きさは「中程度」から「わずかに聞こえる」まで改善しました（次ページ図）。振り返って検討したところ、ニコキサチンは2／3の患者さんで有効でした。

耳鳴りは、うつ病の身体症状の一つと考えられる場合もあり、精神科的な治療、東洋医学的な治療、身体科的な治療、心理療法などの心身医学的な治療を行った結果、当院ではその有効性が認められた症例が多々ありました。

この症例では、さらに催眠療法を施行しました。その結果、耳鳴りの大きさには変化が認められませんでしたが、耳鳴りの仕事・社会生活障害度は「仕事にはさしつかえはほとんどない」まで、耳鳴りの苦痛度は「注意すればあるが、そうわずらわしくない」まで改善しました（次ページ図）。

H男さんの耳鳴りスコア問診表による治療効果

	治療前		催眠療法 施行前		催眠療法 施行後
Q1 耳鳴りの仕事・社会生活障害度	3	→	2	→	1
Q2 耳鳴りの苦痛度	4	→	2	→	1
Q3 耳鳴りの大きさ	3	→	2	→	2

問診表

Q1 耳鳴りの仕事・社会生活障害度

1：仕事にはさしつかえはほとんどない
2：少しはさしつかえるが、大丈夫
3：仕事をするのに相当努力を要する
4：日常生活が強く阻害され、単純作業しかできない
5：仕事は何もできない

Q2 耳鳴りの苦痛度

1：注意すればあるが、そうわずらわしくない
2：時にわずらわしい
3：努力しても無視できない
4：常にわずらわしく、ときどき苦痛だ
5：わずらわしいというより我慢できない

Q3 耳鳴りの大きさ

1：聞こえない
2：わずかに聞こえる
3：中程度
4：大変強い
5：不快なほど強い

現在も、耳鳴りが治らずに苦しんでいる患者さんは多く、九州から東京の当院まで、月に1回、飛行機で通われた方もいました。

症例 アレルギー性鼻炎

I子さんはF県から当院の近くへ引っ越して来られた患者さんで、頑固なくしゃみ、鼻水、鼻づまりに長年悩まされ続けてきました。

F県の医院で調べてもらうと、ハウスダスト、ダニ、スギ、ヒノキ、ブタクサなど、多くのアレルゲンが見つかりました。その医院では当面、ハウスダストとスギについての特異的な減感作療法をやることになりました。3年間受けてみて、少しですが、良くなってきているので継続してほしいということでした。

そこで、私は、あなたのようにマルチアレルゲンを持つ患者さんは、特異的な減感作療法ではなくて、非特異的な減感作療法の方が早く、そして確実に効果が出るので、取り敢えずは今までの注射は中止して、非特異的な減感作療法を施行しましょうと提案しました。

ちなみに、当院で行っている**非特異的減感作療法**は、ノイロトロピン1Aとヒスタグロビン2Aを混合したものの筋肉注射と、強力ネオミノファーゲンシー2Aの静脈注射を1〜2週間に1回、計20回を1クールとして行うもので、ほとんどの症例で症状が10分の1以下になっています。廉価で、しかも副作用が全くないという、こんな良い治療がどうして普及しないのか不思議でなりません。当院では、実施例が700例を超えました。

実際に、本症例のI子さんは、1クール終了後には、全く症状が出なくなって治療終結し、その後は現在に至るまで、数年間、再受診していません。

今までの施行例についての印象では、アレルギー性鼻炎については全例1クールで終了しており、今までに再発したという報告はありません。アトピー性皮膚炎については、2〜3クール施行することが普通です。そばアレルギーの人で、「1クール終了後は、そばを毎日食べても何ともないのです」という報告に、多少の不安を感じつつ、驚いたことがありました。

ペインクリニック領域の具体例

心療内科の外来には、身体各科で精査しても痛みに見合う原因が見つからない非器質性疼痛の患者さんが多く訪れます。

一つまたはそれ以上の部位における疼痛が、既存の身体的検査と治療では軽快せず、6ヶ月以上続いていて、心理社会的要因の関与が疑われる場合、慢性疼痛（心身症）が疑われます。

症例には、本疾患に対して、全人的医療が有効なことを示しました。

症例　慢性疼痛（心身症）

J子さん（65歳女性）の主訴は、全身（肩、背中、尻、足、足裏）にビリビリした痛みが走るようになった原因を知り、その症状を改善したいというものでした。

✜現病歴

物心ついた頃から変化に弱く、クラス替えがあると強い不安を覚えました。29歳頃、夫と結婚して2人暮らしを始めたあたりから指の関節が痛くなり、「リウマチではないか?」と不安になって、新宿にある医大で診察してもらいましたが、「特に異常はない」と言われて安心しました。すると、いつの間にか痛みを感じなくなりました。

X年秋、近医で年に1度の定期健診を受けた際に、乳がんである可能性を指摘されました。この際、再検査のためにK大学病院乳腺科を紹介されました。1ヶ月後、K大学病院乳腺科で乳がんの再検査を受け、乳がんではないことが確認されました。しかし、それがわかる約1ヶ月半の間は毎日のように強い不安を覚えました。また、以後、毎年乳がん検診を受診するように言われたこともショックでした。加えて、同時期に友人や義娘の母が亡くなったことから、Jさんが感じる不安はさらに増大しました。

この頃より全身のビリビリした痛みが発現するようになり、それ以後は「自律神経失調症と不定愁訴に違いない」という思いで多数の医療機関を受診してきましたが、いずれにおいてもその考えを否定されて不本意な思いをしてきました。

インターネットで調べた結果、当クリニックでは機械を使った検査を受けることが可能とわかり、現状の原因特定と適切な治療を期待してX＋1年春に初診となりました。

✤治療経過

［受診時の状態］

全身（肩、背中、尻、足、足裏）にビリビリした痛みが走り、ほとんど横になって過ごしています。皮膚にものが触れると痛みが走ります（アロデニア：通常では疼痛をもたらさない微小刺激が、すべて疼痛としてとても痛く認識される感覚異常のこと）。

［J子さんの性格］

神経がか細く怖がり屋で、病気や死に対しては特に強い恐怖を覚える傾向がありました。4歳の頃、1人でこたつに入っていた時に黒く丸いトンネルのようなものが見えて「どうせ死ぬなら生まれなきゃよかった」と思って大泣きしたというエピソードもありました。明るくて元気で、人を笑わせることが好きで、常に皆の中心にいたがる性格でした。

［心理テスト］

ＣＭＩ深町法はⅣ領域で神経症が疑われました。項目別に詳しく見ると、強迫6／6、ヒステリー5／6が高値でした。

ＳＤＳは49点で、軽度から中等度のうつ病が疑われました。ＳＴＡＩは特性不安68点、状態不安64点で高度の不安が疑われました。

【自律神経機能検査】

加速度脈波による検査の結果、自律神経・活性度、均衡度、疲労度などで異常が見られ、自律神経失調症が疑われました。

【診断】

①うつ病（葛藤反応型）、②慢性疼痛（心身症）と考えられました。

【治療経過】

初診では、パキシル、サインバルタ、ベルソムラ、リリカ、抑肝散、桂枝茯苓丸を処方しました。

1週間後の外来での訴えは、「あまり良くなく、不安感で汗が出た。腹痛があり、下痢になった。食欲がなく体重が減った。足裏が小石を踏んだようにゴロゴロした。足は冷えていた」でした。そこで処方を変更すると、２週間後には、「痛みはだいぶ和らいできた。便秘だが、食欲が出てきた」。３週間後は、「便が出にくい。痛みは軽くなったが、完全ではない」。４週間後は、「だいぶ良くなった。家のことがだいぶできるようになった」。５週間後は、「良くなって楽しい。排便も良い」。６週間後は、「心も身体も順調で、体重が増えた」と、外来での訴えは著明に改善しました。

［２ヶ月後の処方］

パキシルＣＲ25㎎、サインバルタ40㎎、ベルソムラ20㎎、リリカ６００㎎、抑肝散７・５g、桃核承気湯７・５g、食欲を出す薬（ドグマチール顆粒１００㎎、ペリアクチン顆粒８㎎、ガスモチン顆粒10㎎を混合）を処方しました。

✤まとめ

以上の投薬の意味と治療経過との関係を詳述すると、次のようになります。

本例は不安感の強いうつ病で、強迫傾向とこだわりが強いことから、ＳＳＲＩのパキシルを選択し、意欲低下と疼痛緩和のため、ＳＮＲＩのサインバルタを選択し、それぞれ初期量を投与しました。

入眠障害、中途覚醒、早朝覚醒から、オレキシン受容体拮抗薬のベルソムラを選択し、痛みの性質から末梢神経障害性疼痛を疑い、リリカを選択しました。アロデニアに対して抑肝散、瘀血で月経困難例に対して桂枝茯苓丸を初診時に投薬しました。

そして、2ヶ月後には、パキシルとサインバルタは十分量まで増量し、リリカは最大量600㎎まで増量しました。便秘がひどかったので、桂枝茯苓丸を桃核承気湯に変更し、食欲増進のため、食欲を出す混合薬を投与しました。

このように、精神科の薬、内科の薬、漢方薬を使って、心身両面から治療すると、患者さんの状態は極めて良くなります。全人的医療の薬物療法の典型です。

皮膚科領域の具体例

「赤面する」「青ざめる」「冷や汗が出る」「鳥肌が立つ」などのように、古来、精神状態が皮膚症状に現れることが多数指摘されています。情動が皮膚症状の発症や経過に影響を与えることがあり、多くの皮膚疾患が心身症と考えられているのです。

例えば、心身相関を伴う皮膚疾患の代表には、蕁麻疹、アトピー性皮膚炎、円形脱毛症、多汗症などがありますが、ここでは、症例として慢性蕁麻疹（心身症）と、アトピー性皮膚炎（心身症）を取り上げました。

1例目に挙げた症例の蕁麻疹は、その7割が原因不明と言われていますが、明らかにストレスが関係していると考えられる症例も多く見られます。以前、日本経済新聞社より、ストレスと蕁麻疹に関する取材を受けたことがあります。その時に紙上に掲載された症例について紹介します。

2例目に挙げた症例は、アトピー性皮膚炎（心身症）です。

症例 慢性蕁麻疹（心身症）

30代のK子さんは、10年ほど前から全身のかゆみに悩まされていて、腕に数㎜の赤い腫れが無数にできていました。冬の発症は少ないですが、春先になると決まって症状が悪化していて、お風呂から上がった時や緊張した時に出やすく、半日程度で回復しました。

今までに何度か皮膚科を受診しましたが、血液検査などには異常はありませんでした。診断は「原因不明の蕁麻疹」。薬は出されましたが、改善しないため、大学病院の皮膚科を経て心療内科受診となりました。

当クリニックで、抗アレルギー薬や抗うつ薬、心理療法を組み合わせた治療を行った結果、3ヶ月で症状はすっかり良くなりました。現在は薬の量を徐々に減らしています。

✤考察

蕁麻疹は15～20％の人が一生のうちで一度は経験すると言われています。傷んだ生魚が原因のヒスタミン中毒などで起きる蕁麻疹は一過性ですが、慢性蕁麻疹は1ヶ月以上症状が繰り返します。長引きやすく、汗をかいた時に起こる「コリン性蕁麻疹」は、10代～30代の若者に多く見られます。

原因が突き止められたら、「特定の食品や薬は口にしない」「強い光を避ける」などの対策ができます。

刺激を受けた後、30分程度で症状が現れやすく、直前の行動を思い返せば原因の候補を挙げられますが、何らかの刺激で肥満細胞が「ヒスタミン」という物質を出して、かゆみや腫れを引き起こしているのです。検査は血液を採って肝臓の機能のほか、細菌やウイルスの感染を調べます。食品成分などでアレルギー症状が現れるかを観察するか、皮膚に光を当てて発疹するかを診ます。

しかし、秀道広・広島大学皮膚科教授によれば、「蕁麻疹の原因が特定できた例は少ない」と言います。病院を訪れた患者のうち、光や寒さといった物理的刺激（患者全体の10％）や、食品や薬に含まれる物質のアレルギー（同5・4％）など、原因がはっきりとわかった人はわずかで、7割が原因不明と考えられています。

では、発症を繰り返す人はどのように考えればよいのでしょうか。すぐに原因がわからなくても、症状を悪化させるきっかけを避ければ生活への影響を小さくできます。こうしたきっかけを専門家らは「増悪因子」と呼びます（次ページ表）。

秀教授が皮膚科外来を訪れた慢性蕁麻疹患者を調べたところ、多くはストレスと疲労が症状を悪化させていました。原因がわかっている蕁麻疹でも、ストレスで症状がひどくな

蕁麻疹を悪化させる主な原因と患者の割合

憎悪因子	急性蕁麻疹	慢性蕁麻疹
感染 (細菌・ウイルス)	19.2%	8.0%
ストレス	23.3%	30.2%
疲労	27.4%	33.3%
入浴	8.2%	27.2%
運動	2.7%	12.3%
物理的刺激 (暑さや光など)	4.1%	19.8%
食物	4.1%	9.3%
月経	1.4%	3.7%

広島大学皮膚科秀道広教授の外来患者の調査
(日本経済新聞2013.9.13夕刊)

る場合もあり、他にも運動や光刺激などが増悪因子になり得ると言われています。

心療内科のクリニックには、身体の症状とともに不安感やうつ症状を訴える患者さんが来ます。血液検査でどんな成分に過敏かを調べるとともに、問診で入浴や月経の様子、心の状態もチェックしています。

ストレスが関係する蕁麻疹には、心理療法や薬物療法が効果的です。習得しやすい心理療法としては、「右手が温かい」などと自己暗示してリラックスさせる「自律訓練法」があります。

薬物療法では、抗ヒスタミン薬などの抗アレルギー薬や、向精神薬、漢方薬などを使います。アレルギー反応が出ていなくても、ヒスタミンの働きを抑える抗アレルギー薬の点滴で症状が治まることがあります。

ところで、蕁麻疹の患者さんの中には、なぜ発症してしまうのか、いつ発疹するのかを過度に恐れるあまり、かえって強いストレスを感じて症状が悪化する人がいます。薬で症状を抑えた上で心理療法を継続し、様子を見ながら徐々に薬の量を減らしていくのが一般的です。

なお、当クリニックでは、非特異的減感作療法という治療法を行っていて、良好な成績を収めていることをアレルギー性鼻炎のところで記しました（61ページ）。この療法はアレルギー全般に効果があります。

症例 アトピー性皮膚炎（心身症）

L男さん（21歳）は、幼少期の頃より気管支喘息がありましたが、大人になるにつれ、次第に落ち着いてきました。大学1年の終わり頃からアトピーがひどくなって実験に出られなくなり、また対人関係がうまくいかなくなり、周りからどう思われているかが気になって気になって仕方なくなったため、メンタルな面とアトピーの治療を求めて当クリニックへ来院しました。

心理テストでは、ＣＭＩ深町法はⅣ領域で神経症が疑われ、ＳＤＳは56点で中等度以上のうつ病が疑われました。ＳＴＡＩは特性不安が73点、状態不安が67点と高く、高度の不安が疑われました。以上により、アトピー性皮膚炎（心身症）に不安葛藤の強いうつ病が合併していると見立てました。

アトピー性皮膚炎用心身症尺度（PSS‐AD）では、「きちんと治療しているのに、どうして良くならないのかわからない」「怒りを感じ始めるとかゆみが強くなる」「なぜアトピー性皮膚炎の症状がひどくなるのか説明がつかない」「アトピー性皮膚炎が良くなるまで自分は何もできないと諦めている」「医者の指示通りにやってきたのに良くならない」「アトピー性皮膚炎のため、人の視線が気になる」「自分のアトピー性皮膚炎は決して良くならないと思う」「ステロイドは絶対に使いたくない」などの項目が満点でした。

そこで治療選択としては、薬物療法（SSRI、SNRI、抗ヒスタミン薬、黄連解毒湯、保湿剤、止痒剤、紫雲膏）に非特異的減感作療法、臨床心理士によるカウンセリングを併用しました。非特異的減感作療法は結局3クール施行しましたが、3年後にはSSRIと抗ヒスタミン薬のみで、皮膚症状も日常生活も安定するようになり、カウンセリングも終了となりました。全人的医療が奏功した良い例と考えられました。

4 精神科的アプローチについて

精神科的アプローチとは

心療内科は心身相関の観点から疾患を診る科です。心身相関の「身」については身体的アプローチの項で触れました。「心」の部分について、ここでは、精神科的アプローチと心理的アプローチに分けて解説します。

心療内科医にとって、精神科的診断と治療に対する知識は不可欠です。心療内科の守備範囲は、統合失調症のような**病感**（自分が心的に異常であるという感じ）はあっても、**病識**（自分が精神病という「病」に罹患したという洞察）がない病態は、基本的には扱いません。しかしながら、摂食障害で病識がない症例でも、多くの心療内科で入院を受け入れています。心身両面にわたる治療が必要だからと考えられます。

抑うつ障害や双極性障害、不安障害も、最近は軽症化し、以前は精神科でのみ治療していた重症の病態は少なくなりました。軽症のこれらの疾患は、精神症状だけでなく、身体症状の治療、およびその関係性の治療が重要となってきています。

また、発達障害、愛着障害、心的外傷およびストレス関連障害、解離性障害、強迫性障害、人格障害なども、心理療法が得意な側面を生かして、外来で治療可能な範囲で診ています。

抑うつ障害領域の具体例

抑うつ障害は、心療内科の外来に多く訪れます。うつ病単独ないしはベースにうつ病が認められる人は、外来患者の8割を超えます。多くは不安障害や身体疾患を合併しており、本書では、あえて単独で詳しくその病態や治療に触れることはしませんでした。

抑うつ障害には精神症状と身体症状が認められますが、身体症状は、この疾患の部分症状なのか、別の身体症状が合併しているのかの判別は難しいものです。

例えば、次ページの図のように、うつ病に伴う身体症状は多岐にわたり、頭痛がうつ病の部分症状なのか、緊張性頭痛（心身症）という心身症なのか、別の異なる器質的疾患なのかの明確な区別は難しい場合が多いと考えられます。最初はうつ病や不安障害の部分症状でなくとも、身体症状が長引くと、うつ病や不安障害が発症ないし悪化するとも考えられます。そこで私は、精神症状の治療と身体症状の治療に加えて、心身一如という立場を取る漢方治療も同時に施行して、必要に応じて心理療法も併用するという全人的医療を提唱している訳です。

どちらが原因であっても、全体が良くなれば良いと思います（実は、外来の患者さんの大部分にうつ症状が見られ、うつ症状の治療は得意ですが、成書がたくさん出ているので本書では省略します）。

抑うつ障害の中で、精神症状が目立たず、身体症状が前面に出て、プライマリーケア科をたらい回しにされることの多い仮面うつ病の症例をまず提示します。

うつ病の身体症状

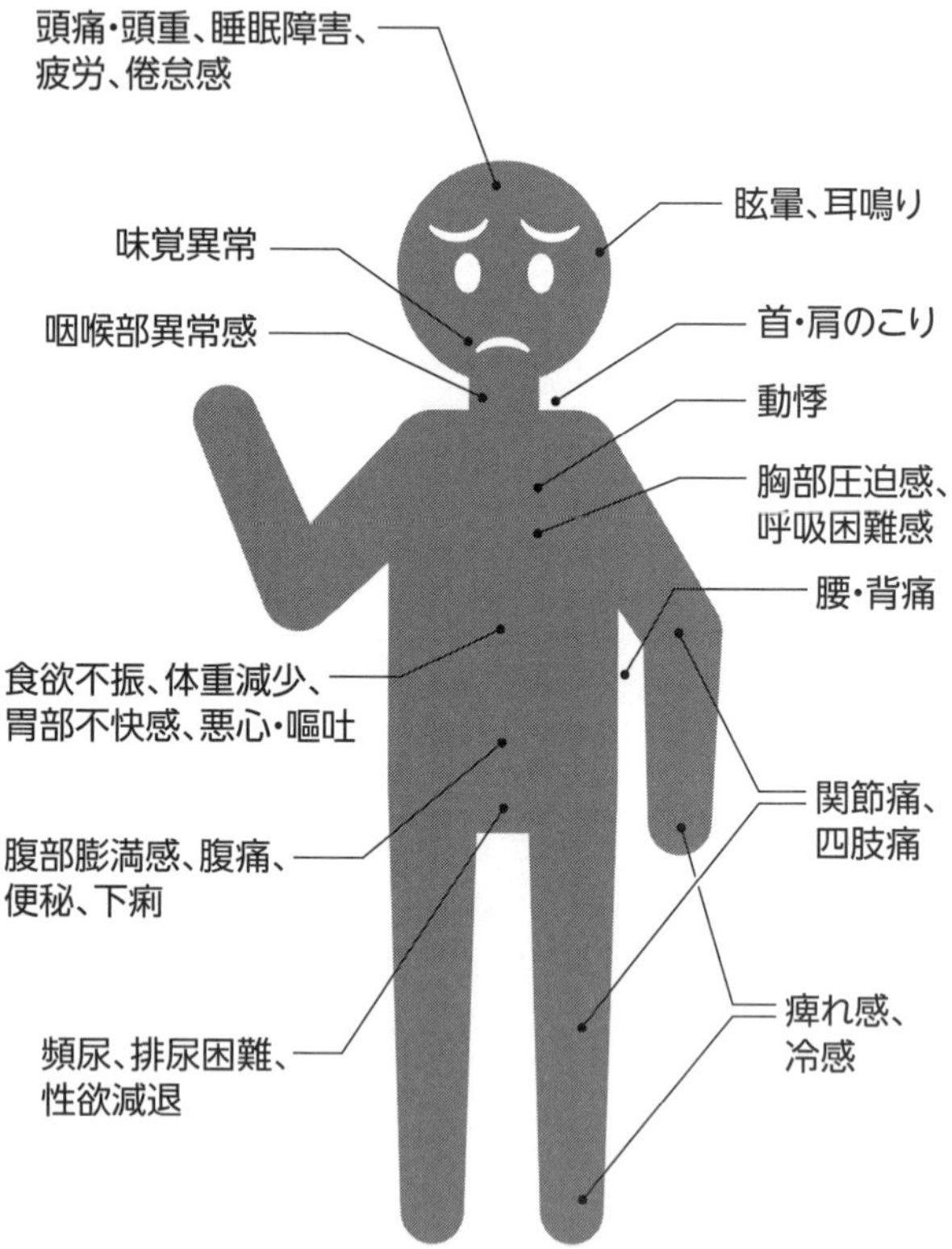
頭痛・頭重、睡眠障害、
疲労、倦怠感
眩暈、耳鳴り
味覚異常
咽喉部異常感
首・肩のこり
動悸
胸部圧迫感、
呼吸困難感
腰・背痛
食欲不振、体重減少、
胃部不快感、悪心・嘔吐
関節痛、
四肢痛
腹部膨満感、腹痛、
便秘、下痢
痺れ感、
冷感
頻尿、排尿困難、
性欲減退

症例 仮面うつ病

M男さん（俗称：しょっぱいオジサン）は58歳の男性で、小学校教員です。「口の中が塩辛く死んでしまうのではないかと思う」「口の中がねばねばして夜もろくに眠れない」という主訴で耳鼻科より紹介されて来た患者さんです。

M男さんは歯科医院にて補綴物を装着した直後より、塩辛いとの味覚異常を訴えるようになりました。精査したところ、歯根破折が認められ、入院加療を受けましたが、退院後も味覚異常が軽快せず、耳鼻科味覚外来紹介受診となりました。精査加療するも症状は全く軽快していないため、心身相関を疑われて心療内科紹介受診となり、私が主治医となりました。

塩味が強いため、食欲も低下し、意欲低下、イライラも強くありました。その身体感覚の訴え方はあまりに過剰で奇妙でしたので、抗精神病薬を投与しましたが、全く無効でした。そこで、味覚障害がうつ病の身体症状ではないかと疑い、抗うつ薬、抗不安薬、睡眠薬投与にて経過を診ました。

すると、次の外来では満面の笑みを浮かべて「夜はよく眠れるし、塩辛さも8割方良くなりました」とのことでした。そこで、さらに大承気湯を加えると、さらなる改善が見られました。

本症例の場合、塩辛いとの訴えがあまりに強烈であったため、うつ病の診断が遅れましたが、注意深く症例を検討してみると、うつ病の病前性格として知られている執着気質であったこと、不眠症であったこと、意欲の低下やイライラ感があり、定年が近かったこと、歯科的処置に続いて発症したことなどから、うつ病を初診時より疑うべきでした。

本症例のように治療が遷延しており、器質的疾患が除外された愁訴に対しては、うつ病の身体症状を疑うことが大切で、精神症状が目立たず、身体症状が強く出ているこのような症例は、「仮面うつ病」と呼ばれて、見逃されやすいうつ病として知られています。

不安障害領域の具体例

心療内科の外来で遭遇することの多い不安障害には、パニック障害、社交不安障害、全般性不安障害、広場恐怖症などがあります。

また、不安障害には抑うつが伴うことが多く、抑うつ性障害に不安症を伴うことも非常に多いです。

1番目の症例は、社交不安障害に不安の強いうつ病が合併したもので、薬物療法で治療を開始しましたが、軽い広場恐怖、視線恐怖があり、児童期のいじめも関与していることがわかったため、4回の催眠療法を併用し、軽快した症例です。

2番目の症例は、広場恐怖を伴うパニック障害で、やはり過去のトラウマが病態に影響を与えていたので、薬物療法にEMDRと催眠療法を併用し、同じく4回の心理療法で軽快した症例です。

3番目の症例も、幼少期より嘔吐恐怖と会食恐怖があり、長年ドクターショッピングを繰り返しても軽快せず、同じく薬物療法に、EMDRと催眠療法を併用し、4回の心理療法で軽快した症例です。

症例 社交不安障害に不安の強いうつ病が合併したもの

22歳のN男さんは憧れていた会社に就職しましたが、女性相手の接客だったので、うまく接客できず、ストレスを感じて辞めたいとずっと思っていました。しかし、他に何をしたらよいかわからなかったし、上司からは向いているから頑張りなさいと言われていたので、そのまま我慢して仕事を続けていました。

しかし、仕事上の対人緊張が強くなり、某心療内科を受診して投薬を受けましたが、症状は一向に軽快せず、職場でも涙が出るようになって、仕事が続けられなくなったため、退職しました。

その後、家でゆっくりと過ごし、人と接する時間が減ったら、今度は次第に人混みが怖いと思うようになりました。某心療内科の医師と気が合わないため、職場の上司に相談したところ、当クリニックを紹介され、受診となりました。

主訴は、次の2つでした。

①人と話す際に緊張する

②人混みが怖い

①について詳細を聞くと、人は誰でも怖く、1対1でも怖く、年齢、立場、人数などは関係ないとのことでした。寂しいので休日は人に会うものの、その際も緊張が強く、嫌われているような気がして怖くなります。特に発表する時などは頭が真っ白になり、全身に汗が出てきて、声が震えて人の顔を見られず、顔がほてり、話した内容を全く覚えていないことがありました。

②については、人混みの少ない町ならよいのですが、大都会の人混みでは怖くなります。気持ちが悪くなり、ふらふら感を感じ、呼吸も少し苦しくなりますが、動悸や手足の痺れはありません。電車も空いていればよいのですが、通勤時間帯は避けています。人の視線が怖く、変な目で見られているのではないかと思って怖くなります。

この症例を心理テストなどの結果も参考にしながら、社交不安障害に不安の強いうつ病が合併したものと診断し、SSRIを中心とした薬物療法を開始しました。
1ヶ月後、「薬は身体が楽になるので飲んでいました。継続して飲んでいると、治っていくのだなという感覚がありました。気分が沈むことはなくなり、睡眠障害も良くなってきましたが、未だに児童期にいじめられたトラウマを思い出すことが多い」という訴えがあったので、心理療法を勧め、私が担当することになりました。
計4回で著明に改善したので、以後、薬を漸減しました。4回の心理療法の経過は次のようでした。

✤心理療法　1回目

［催眠前の面接］

初めにトランスと医療催眠について説明しました。その後の面接の経過を対話形式で記すと次のようになります。

私（Th）：一番解決したいことは何？

患者（Cl）：中学校時代にいじめられた時からだと思うのですが、人と接する時に自分から発言するのが怖くなってきたことです。
Th：その中学でいじめられたことを今でも何かある度に思い出されるのですか？
Cl：はい。
Th：どのようなシーンが思い出されるのですか？
Cl：仲良かった女友達が、ある日突然、話してくれなくなり、仲間外れにされ、クラスの他の皆も同じようにしていると感じられ、クラスの中で孤立感が深まって、学校に行くのが嫌になり、1～2週間くらい不登校になったのです。
その間ずっと1人で家にいて、悔しくて泣いていたことを思い出します。1人でいて、辛くて泣いているという状況が、すごく怖い。皆が学校に行っている昼から夕方にかけての時間帯に、今でも自分が住んでいた近所を通ったり散歩したりすると、急にふとその時のことを思い出して錯乱します。
Th：「シカト」された原因はずっとわからなかったの？
Cl：わかっていました。それはたまたまその時に4人の仲良しグループにいたんです。ちょうど中学生だから、アイドルが好きとか、何が好きとか芸能の話になりますよね。私が好きな芸能人の話をして盛り上がっていたら、他の子はその芸能人に興味がなかったのかわからないのですけれど、私がその芸能人の話ばかりするからつまらないって、他の3人が団結して私から逃げていったのですよ。

その後、何回か仲良くしてほしいなと思って友達に近づいていっても、いつも皆、走って逃げちゃうのです（泣）。

Th：今となっては他愛もないと思われる事柄からずっと現在まで影響を受けているのは、ちょっとお気の毒ですね。それを変えていく作業を今後一緒にしていきましょう。

【催眠導入と暗示】

自律訓練法（重温感まで）を導入しました。催眠導入として、腕下降と腕浮揚の暗示を行いました。反応はとても良好でした。次に目の前に階段があって、一歩一歩降りていくことをイメージさせました。（中略）

下まで降りると真っ暗ですが、トンネルが続いていて、トンネルの向こうに明かりが見えます。そこにはあなたが今抱えているいろいろな問題がすっかり解決された状態、昔に仲間外れにされた中学時代のいじめとか、そんなことを思い出したりすることのない、積極的に人混みの中にも入っていける、そのようなより能動的に行動できる自分がトンネルの先の光の中に見えます。

自分がこうありたいと願う自己像がトンネルの向こうに見えます（**解決志向催眠**）。

✤心理療法　2回目（2週間後）

［振り返り］（前回からの患者さんのコメント）

少し気分が楽になった。今まで嫌なことを思い出して暗くなっていたが、それを思い出す感じが減った気がする。

［安全な場所の開発］

自分の部屋。いつも好きなお香（ムーン）が焚かれていて、好きなバンド（ジャンヌダルク）の曲が流れています。思い浮かべるとパッと明るくなります。次に軽いストレス場面を思い浮かべ、同時に安全な場所を思い浮かべることを教示すると、ストレスが軽減したという報告を受けました。

✤心理療法　3回目（3週間後）

Th：今後はどうしたいの？

Cl：アジア雑貨屋で働きたい。特技はなく、今まで全部中途半端で終わってしまっていたのです。

Th：どのような状態がいいのですか？

Cl：何でもいいから誰にも負けない自信が持てるものがあれば良い。人混みは大丈夫になってきた。

嫌な気分になった時に、自分の部屋を思い浮かべよと言われたが、嫌な気持ちになることはなくなった。

［催眠導入と暗示］

自律訓練の標準公式すべてを用いて催眠に導入後、次のように暗示しました（初回時と同様にトンネルの向こう側の未来像の暗示）。（中略）

はい、トンネルの下まで来ました。次にトンネルの中を明かりの方へ向かって歩いていきましょう。

（少し間を置いて）だいぶ、明かりの方へ近づいてきましたが、この辺りでまた階段の下まで戻っていきましょう。（中略）

階段を昇るにつれて少しずつトランスが深まります。（階段の上まで昇ってから）このように自分の内面に集中していると、どんどん自分を強くする力が湧いてきて、自分はとっても魅力的な人間だと思えるようになります**（自我強化）**。

（階段の上まで昇ってからの続き）こういったリラックスの感覚は日常生活の中にも汎化されて、緊張場面においてもちょっと2～3回深呼吸するとリラックスできる、そのような自分になっていけます。どこでもリラックスできるというだけではなくて、どんな場面でも自分を出し切って頑張れるようになれます。

意識はここで起こったことをすっかり忘れてしまうかも知れませんが、無意識はここで起こった体験をすっかり覚えていて、日常生活においていつでもそういう自分であり続けることが普段からできるようになります**（後催眠暗示）**。その後、解催眠。

Cl：すごい。どこかへ行っていました。

✤心理療法　4回目（4週間後）

［振り返り］

だいぶ調子が良い。昔のことを思い出すことはなくなった。人混みは全く大丈夫。対人緊張はなくなった。自分のペースで話せるようになったし、相手の顔色を気にせずに話せるようになった。

［催眠導入と暗示］

自律訓練法施行。催眠導入し、今までの暗示の繰り返し、および自我強化暗示を行いました。解催眠の前に、「ボールペンの先で机を叩くと向こう側の椅子にあなたは移動して座ります」と後催眠暗示をしたところ、見事に反応することが確認されました。

✤考察

薬物療法だけではなかなか軽快しなかった社交不安障害に、診療とは別枠で、有料にて催眠療法を施行しました。最初の見立てではＥＭＤＲによる中学時代のトラウマの処理が必要と考えましたが、**安全な場所の確保と寸止め技法暗示**で、結局はその必要はありませんでした。

治療者と患者の治療関係は催眠施行前から極めて良好で、催眠導入もスムーズに進行しました。8ヶ月後、いじめのトラウマについて問うと、聞かれるまで忘れていたと言いました。トンネルの向こう側に解決像をイメージさせ、解決像に十分に近づいてから引き返らせる**寸止め技法と自我強化暗示**が短期間に症状の改善を引き起こしたと推察されます。

社交不安障害の精神療法には、森田療法や認知行動療法の有効性の報告が散見されますが、本例のように短期間で軽快したという報告はほとんどありません。

その後、私は同様の数例のケースに対して、この寸止め技法を催眠治療で試みていますが、いずれも短期間で軽快しています。

寸止め技法は、まだ実現していない理想像をイメージさせますが、本人がイメージの中で理想像まで行ってしまわずに、非現実の理想像と現実の中間ゾーンの安全な場所であるトンネル内で限りなく理想像まで近づいてから引き返す技法です（次ページ図）。これは、故・宮田敬一教授と私が2008年の日本催眠医学心理学会で発表したものです。

振り返りでトンネル内のことを聞いてもほとんど覚えていないと言います（**健忘**という

寸止め技法

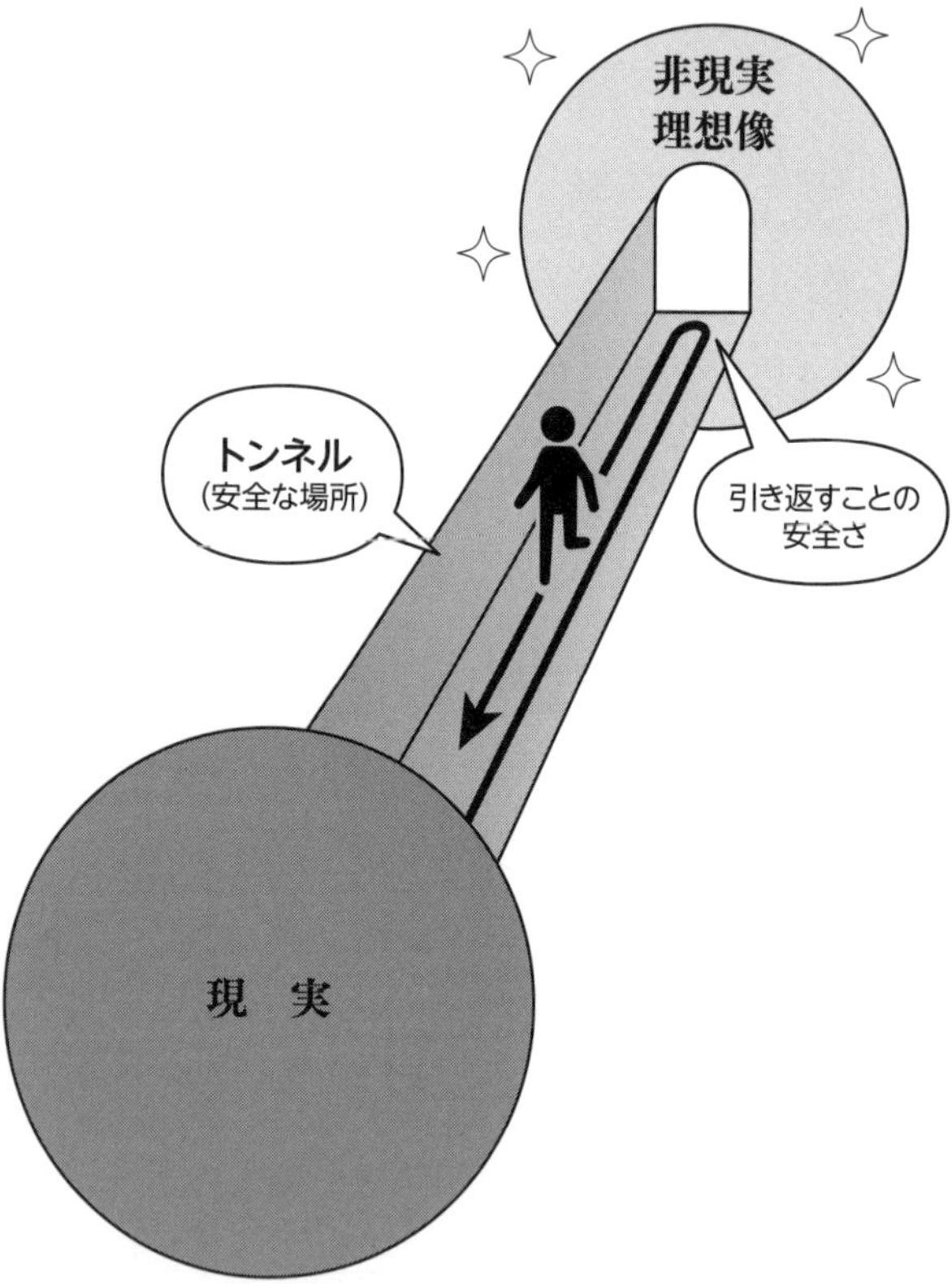

トランス現象)。ただ、とても気持ちが良かったと答えるのみでした。意識の抵抗を排除するために、「意識は覚えていないが、無意識は必ず覚えていて、事あるごとにあなたを助けてくれます」と暗示しました。

症例 広場恐怖を伴うパニック障害

○子さんは57歳の主婦で、主訴は以下のものでした。

①不安のため、1人で出かけられない(映画館、バス、電車など出られない状況が不安)
②電車・バスに乗れない
③眩暈、動悸、冷汗、薬切れによる頭痛感
④睡眠障害(入眠障害、中途覚醒、熟眠感不足)

❖病歴

○子さんが22歳の時、初めてパニック発作が起こりました。仕事に向かうバスで具合が悪くなって、動悸、ひどい不安感が起こったのです。1回途中で降り、外に出ました。もともと乗り物に酔いやすかったのですが、外に出てから電話ボックス内で座り込んで、会社へ電話しました。その時、誰も声をかけてくれなかったことが印象に残っているとのことでした。

胃のムカムカ感があり、内科を受診すると「自律神経でしょう」と言われました。仕事は辞められず、電車に乗る時間を増やし、バスに乗る時間を減らしました。バスに乗っている間、息苦しさや冷や汗があり、バスや電車では音楽を聞いて音に集中したり、深呼吸したりして対処しました。だんだんと会社に行けるようになり、1年足らずで気がつかないうちに普通に戻ったとのことです。

O子さんは29歳の時に長女を妊娠しましたが、悪阻がひどく、家にいることが多くなりました。妊娠5ヶ月の時に夫と一緒にバスに乗ったところ、具合が悪くなって脳貧血のようになり、その場に座り込みました。

これが引き金か、その時から「自分1人で子育てできるのか」と思ったり、以前の広場恐怖を思い出したりして、ひどく不安になったようです。妊娠8ヶ月まで何とか仕事に行きましたが、買い物途中で急に涙が出るなど、情緒不安定になりました。そして、出産後は仕事を辞めたとのことです。

1か所どこかへ通院していましたが、1、2回で通院をやめました。近くの婦人科から安定剤をもらうと不安感、症状が軽減しました。何年か薬を飲まずにやっていましたが、在宅時の夜にどうにもならない不安がきて、夫が夜間救急に連絡し、X－13年9月にN大精神科を受診しました。そこで、広場恐怖、全般性不安障害、軽い不眠のため、ソラナックスなどが処方され、服薬すると普段の生活に支障はなく、夜も眠れました。

しかし、本当に緊張するところでは薬は効きませんでした。また、バスに乗る時などは自己判断で1錠のところを1・5錠や2錠にするなどしました。X－2年より長時間作用型の抗不安薬に変更したりしましたが、症状は特に変わりませんでした。長年、N大精神科に通院していましたが、特に変化が見られなかったので、知人に相談したところ当院を紹介されました。

初診時の処方は、パニック発作の第1選択薬で、不安もコントロール可能な抗うつ薬（SSRI）：ロキセチン（パキシル）、深睡眠回復作用のある睡眠導入剤：エスゾピクロン（ルネスタ）、うつ状態を改善して意欲を出させる抗うつ薬（SNRI）：ミルタザピン（リフレックス）、眩暈と頭痛を改善する半夏白朮天麻湯、不安に対しての抑肝散、不安時屯用のワイパックスでした。

✿心理療法　1回目

［言語面接］

夫の運転する車で来院しました。誰かと一緒に電車に乗った場合、ドアが閉まる前に急に不安になり、不安で押しつぶされそうになりますが、人と会話をしていると落ち着いてくる場合が多々ありました。また、18歳から行き慣れた美容室で、カットをやり始めたら外に出られないと思うと急に不安になり、夫を呼んだこともありました。娘が小さい頃は、1人では買い物に出かけられず、土日に夫と一緒に行っていました。

［治療］

呼吸法、自律訓練法（重温感）の説明と実践、腕下降で催眠導入しました。催眠感受性は良かったです。

✤心理療法　2回目

【振り返り】

行く先に相手がいる時は大丈夫だが、不安で1人では出かけられなかった。何かあってもすぐに飛んできてもらえるという安心感があれば大丈夫だった。

【トラウマA】

22歳くらいの時にバスの中で具合が悪くなった。誰も助けてくれなかったので迎えに来てもらい、会社に行った。

【トラウマB】

長女を妊娠している時、バスの中で脳貧血のような状態になってしゃがみ込んだ。そのままの状態で誰も助けてくれなかった。

【安全な場所の開発】

映像：軽井沢の林の中。手がかり語：せせらぎ

【治療】

トラウマAについてEMDR（詳細は124ページ）で脱感作を行い、主観的苦痛度（SU

Ds）は8から0になりました。

❖心理療法　3回目

［前回のEMDRの再評価］

トラウマAは思い出すこともなく、現在も特に辛くはない。トラウマBについても、思い出しても今は辛くはないので、その分、人には親切にしようと思う。

［治療］

催眠導入は、腕下降と腕浮揚で行いました。その上で、ジェネラティブ・トランス（Generative trance）暗示を行いました。

❖ジェネラティブ・トランス暗示について

この暗示は、「生成的なトランス下で患者がポジティブなリソースとつながり、より良い人生の旅路を歩み続けることができる」ように治療者が暗示する方法です（次ページ図）。『Generative trance』（2012）という本を書いたスティーブン・ギリガン（Stephen

ジェネラティブ・トランス利用法

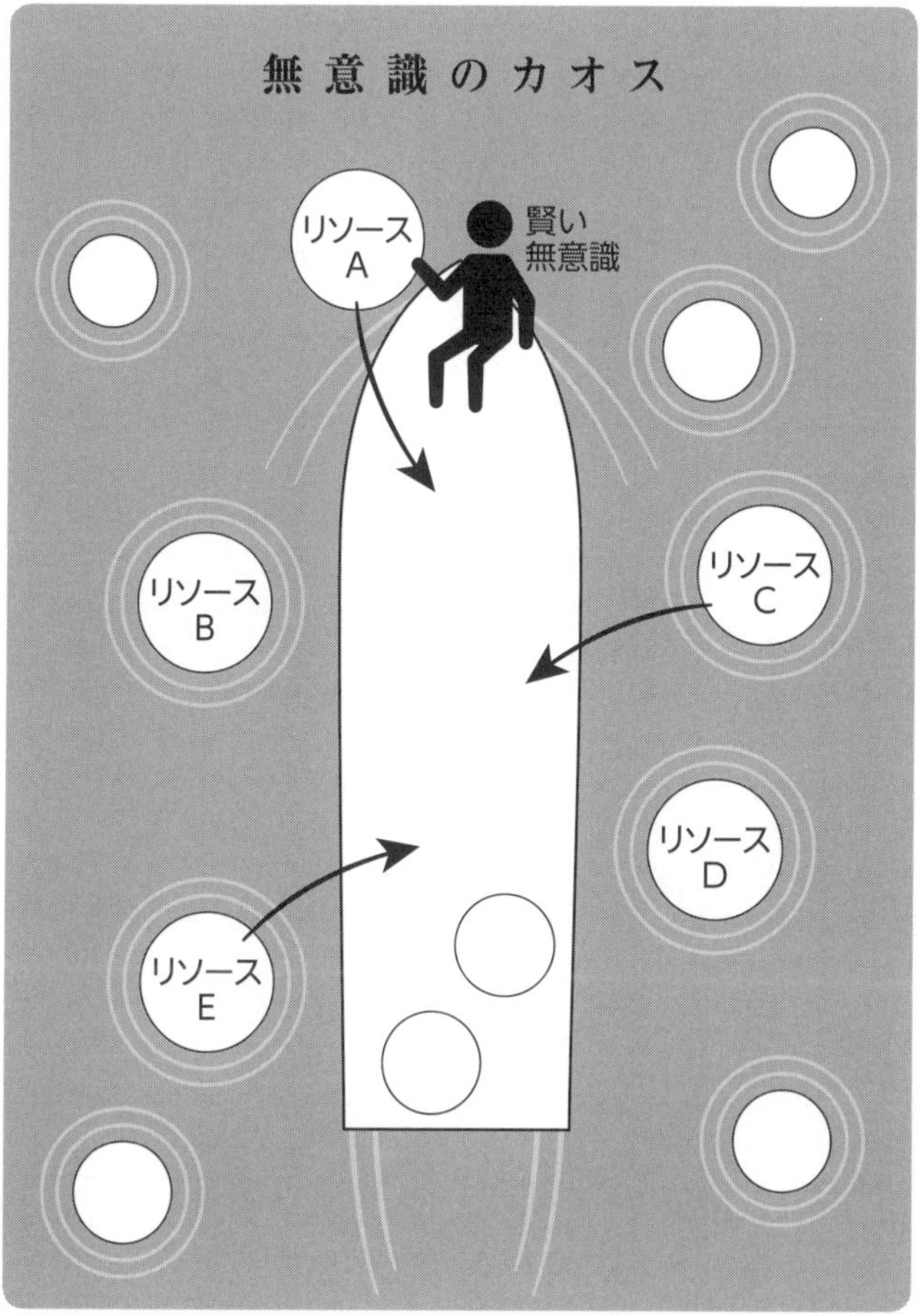

役に立つリソースのみを舟に拾い上げて、「賢い無意識」が先導する人生の旅路を進んでいく。

Gilligan）は、リアリティー（現実）やアイデンティティー（自己同一性）は私たち自身によって構築され、「トランスとは新たな現実を創造する主要な手段」であると主張しました。

こうした見方はトランス下では、「人はコントロールを失う」という伝統催眠の考え方とは著しく異なり、「高次の創造性へと意識を高めるトランスの持つ潜在能力」に焦点を当てたものでした。

✤メンタル・リハーサル法について

ところで、イメージによる練習が実際の練習に劣らない効果を持つことは、いくつかの実験的研究で確かめられています。この練習を普通のイメージにおいてよりも、催眠法や自律訓練法などのトランス状態で視覚的イメージを用い、加えて実際の演技に関わる心理的体験や筋肉運動感覚を伴う生き生きとした体験で行うと、一層効果的であると言われています。

１９６０年頃、成瀬悟策教授らが、これを心理臨床的技法として整備・体系化して催眠

メンタル・リハーサル法

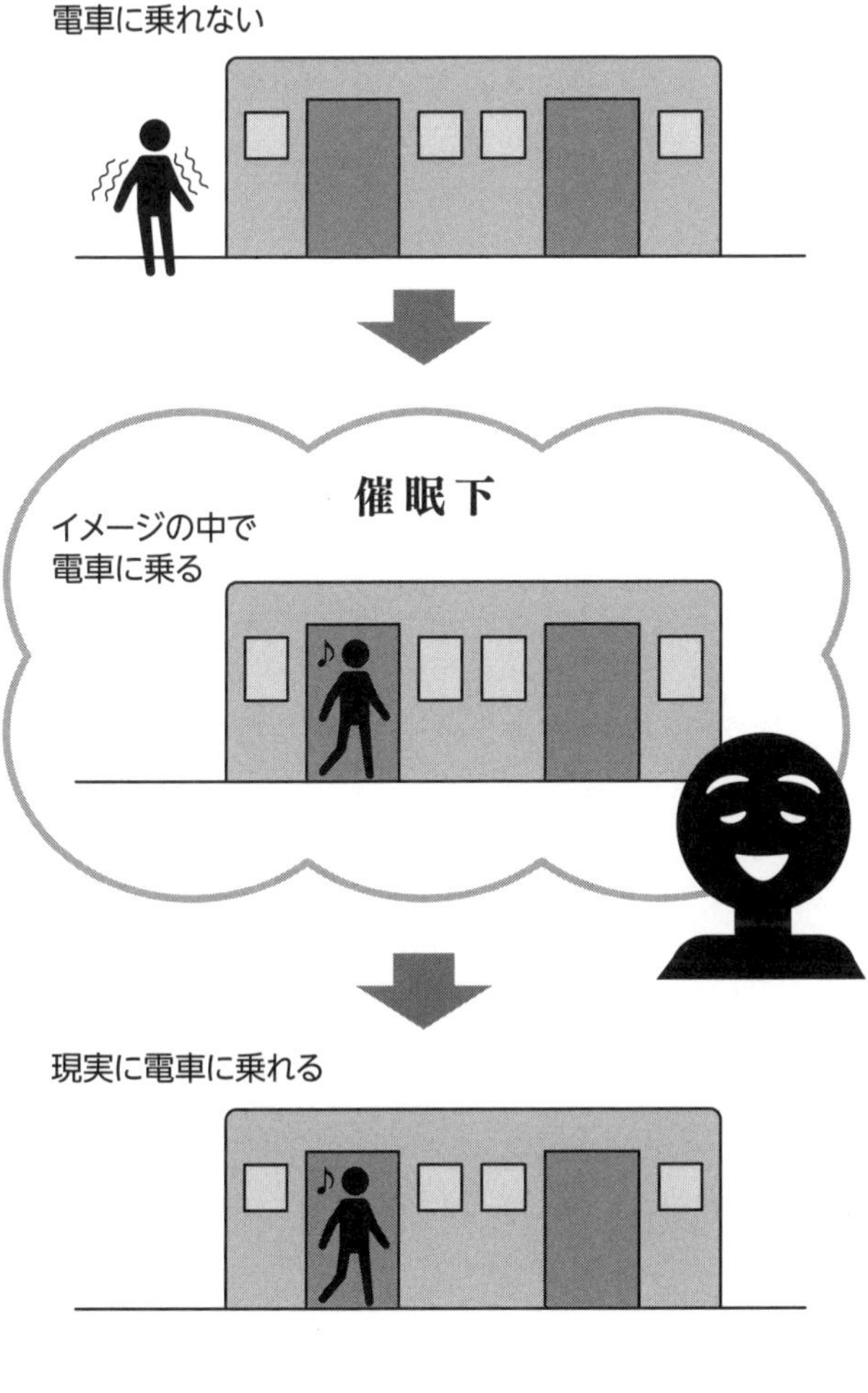

イメージ面接法の中に取り入れ、**メンタル・リハーサル法**（mental rehearsal technique）と名づけました。

このメンタルリハーサル準備のため、この症例では、自宅から目的地までの経路をできるだけ具体的に聞き、その後、催眠トランス下で、実際に何の苦もなく自宅から目的地まで（自宅→クリニック、クリニック→自宅）を移動できるという体験をしてもらいました（前ページ図）。催眠後の外来で、とてもすっきりしたという報告がありました。

✤心理療法　4回目

［振り返り］

ディズニーランドに行ってきた。来週、2日間、電車に乗る。

［治療］

次回は、バスと電車で武蔵小金井の駅まで来てイトーヨーカドーに寄ってから来院したいと言うので、腕下降で催眠導入してからトランス下で以下の経路をメンタル・リハーサルしました。

〈自宅からの経路〉

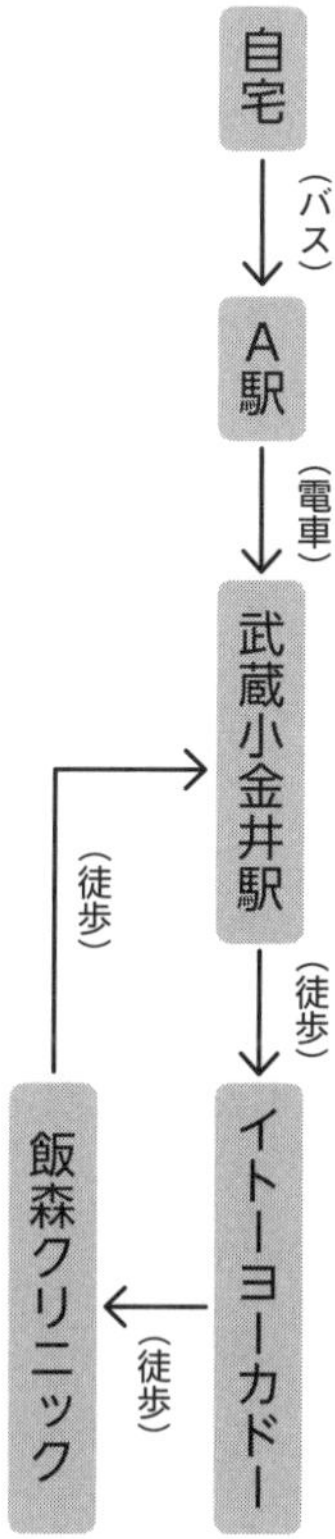

次にジェネラティブ・トランス 暗示を行い、催眠暗示をしてから解催眠しました。その後の外来で、「美容室に1人で行けるし、電車にも1人で普通に乗れる。急行ももちろんオーケーである。病院にも1人で来られている」との報告がありました。

❖まとめ

長年、広場恐怖で苦しんでいた患者さんに、呼吸法の説明と指導、自律訓練法（重温感）の指導、安全な場所の開発、ＥＭＤＲによる脱感作（1回）をしてから催眠導入し、ジェネラティブ・トランス暗示とメンタル・リハーサル暗示を2日間行いました。計4回の心理療法で、広場恐怖は著明に改善し、全く普通の生活が送れるようになりました。

症例

嘔吐恐怖・会食恐怖

21歳のP男さんは大学生で、主訴は会食恐怖と嘔吐恐怖をなくしたいとのことでした。

P男さんは車に酔いやすく、小学校低学年の時に車で家族旅行に出かけた際に、嘔吐するのを防ぐために、事前に無理やりたくさん食事をして嘔吐させたという体験を報告しました。この頃から嘔吐に対して抵抗感を覚えるようになりました。

小学5年生の時にノロウィルスにかかって嘔吐しました。その日のことは鮮明に覚えているのですが、これが嘔吐をした最後の記憶でした。そのため、中学生の頃までは会食を無意識的に避けていましたが、高校生になり、3年の春頃までは、なぜか抵抗なく会食に行けていて、嘔吐恐怖もなくなっていました。しかし、高校3年の5月頃に逆流性食道炎にかかった後は、会食恐怖と嘔吐恐怖が再燃しました。

大学入学後、サークルに入りましたが、飲み会があるのですぐに辞めてしまいました。

X－2年6～7月、漢方薬を処方する医療機関をネットで調べて通院しましたが、医師の高圧的な感じが自分には合わないので、通院をやめました。同年8月頃、逆流性食道炎の治療でお世話になった医師から紹介された病院で投薬治療を受けましたが、こちらの医師も高圧的な感じがするのと、治っている実感もなかったので、通院をやめました。

その後、催眠療法に関心を持つようになって、自分で調べるようになり、その過程で「催眠療法は信頼できる場所で受けた方がよい」という情報を入手しました。

その結果、A病院を探し当て、そこでの受診を決めました。X−2年10月、A病院メンタルヘルス科を受診し、X−1年春頃までは催眠療法を受け、母と2人でファミレスに行くことが1回だけできました。これは一歩前進ではありましたが、そこからの進展を感じられなかったので、医師に相談して、催眠療法なしの投薬治療（六君子湯とジプレキサ）に切り替えました。

その後、投薬でも進展が得られないので、さらに別の治療法に変えて治療を受けましたが、やはり進展は感じられませんでした。

再度医師に相談をしましたが、「これ以上できることはない」との返答で、当クリニックを紹介され、X−1年12月下旬に初診となりました。

【外来治療】

初診時の心理テストで、ＳＤＳが56点で中等度以上のうつ病が疑われ、ＳＴＡＩが特性不安で63点、状態不安で69点で高度の不安が疑われました。

薬剤は、ＳＮＲＩであるベンラファキシン（イフェクサー）、食欲を出す薬（ドグマチール、ペリアクチン、ガスモチン）、柴胡加竜骨牡蠣湯、頓服でワイパックスを処方しました。

✤心理療法　1回目

1人でファミレスへは入って食事ができますが、形式張ったレストランでは、料理が飲み込めませんでした。

前医の催眠では胸に手を当てれば症状が軽減するというだけで、効果は薄かったと思います。

【安全な場所の確保】

場面1：家の庭のベンチ　　場面2：広い芝生の上

【EMDR1】

EMDR（場面A）：ひどい車酔いになった。吐かなかったが、弟が吐くのを見て自分も気持ち悪くなった。

NC（否定的認知）：私は対処できない。　PC（肯定的認知）：私は対処できる。
感情：少し胸がムカムカする。　SUDs（苦痛度）：1　VoC（確信度）：2
身体（苦痛を感じる場所）：胸

← **脱感作**

SUDs：0　VoC：7　PCの植え付け。

【EMDR2】

EMDR（場面B）：自宅の和室で横になって嘔吐した。

NC（否定的認知）：私は不完全だった。　PC（肯定的認知）：私はそこから学びたい。
感情：どうしようどうしようというあせり。
SUDs（苦痛度）：2　VoC（確信度）：5
身体（苦痛を感じる場所）：胸

←**脱感作**

SUDs：0　PC：私はあの時とは違う。　VoC：7

［その他の治療］

このあと、呼吸と自律神経の関係を説明し、呼吸法と自律訓練法を行ってもらいました。

［外来治療］（心理療法とは別の日）

①食欲もあるし、大丈夫。母親同伴。

②食事をする計画を立てた。
③会食場面で気持ち悪くなる。明日近くのスパゲティ屋で母と待ち合わせる予定を立てた。
以前は食べようとすると、緊張して食事が喉を通らなかった。

✤心理療法　2回目

前回EMDR（場面B）の再評価を行い、腕下降と腕浮揚で催眠導入をしました。

[寸止め技法]

階段を1段1段下りていくというイメージを浮かべてください。（中略）

さあ、階段の下は真っ暗です。真っ暗ですが、よく周りを眺めてみると、遠くの方に明かりが見えてきます。そこまで、ずーっとトンネルが続いていて、そのトンネルの向こうに明かりが見えます。その明かりに向かって、ゆっくりと歩いていきましょう。その明かりの先をじーっと目を凝らして見ると、そこに何かが見えます。そこには未来のあなたが見えます。楽しそうに、誰かと食事をしています。おいしそうに食事をしているあなたがそこにいます。だいぶ近づいたので、そのイメージを頭に残して、また階段の下の方まで

振り返って戻ってきます。（中略）

はい。階段の上まで来ました。ここで確認しておきたいことは、今体験したことは、催眠から覚めると、すっかり忘れてしまうかも知れませんが、無意識は必ず覚えていて、現実の場面では必ずあなたの力になってくれます。

［ジェネラティブ・トランス利用法］

これからもう一度、自分の内面に意識を向けてください。内面に意識を向けて、気持ちを臍の下の方向に没入させていってください。気持ちをずーっと没入させていくと、無意識と言われるカオスのような場所に辿り着きます。

無意識のカオスの中にはさまざまなリソースが漂っています。リソースというのは資源または能力のことです。その資源の中には、自分の身体を安定化させて、どういう場面においても、気持ちを楽にさせて吐き気などが起きないように自分をコントロールできるというリソースもあります。

このように無意識のカオスの中にはさまざまなリソースが蠢いています。無意識のカオスの中を1艘の船に乗って進んでいきます。そのようにイメージしてください。それは賢い無意識が運転する船です。この船に乗って旅していきます。
船に乗りながら、あなたにとって役に立つ重要なリソースだけをカオスから拾い上げていきます。十分に拾えたら、また無意識のカオスから現実の世界に戻ってきます。現実の世界に戻ってくると、現実の場面で不安にちゃんと対処ができるようになっています。

[催眠下でのメンタル・リハーサル法]

明日、この課題がちゃんとできるようにメンタル・リハーサルします。あなたは家を出て、近くのスパゲッティ屋で待ち合わせます。そこにお母さんが入ってきます。あなたもお母さんもスパゲッティを注文しました。じゃあ食べていきましょう。
例えば、少し麺がつかえるかなって感覚があったら、ふ～っと息を思いっきり吐き出します。息を吐くことによって緊張が解けるという意味もあるし、吐くと同時に不安感とか緊張感とか、そういうものも息から外に出すという意味もあります。間もなくスパゲッティを食べ終わります。何だ、大丈夫だったのだと言いながら食べきります。（中略）
このセッションの前半で、あなたは催眠感受性がとても高く、無意識に反応して行動を起こすことができることが証明されました。ですから、これからも自分はずーっと大丈夫なのだと無意識が思っていると、現実の場面でも大丈夫になっていきます（後催眠暗示、そして解催眠）。

［外来治療］

①母と2回食事したが、大丈夫だった。空腹を感じていないと身構える。以前は、空腹感はあっても緊張して食事ができなくなっていた。

②母親と2回会食したが大丈夫だった。他人と会食したい。

✤心理療法　3回目

［EMDR］

場面C：友人との食事時、突然ムカムカして食べられなくなった。

NC（否定的認知）：私はコントロールが効かない。
PC（肯定的認知）：私はコントロールできている。
感情：胸がムカムカする。　SUDs（苦痛度）：6　VoC（確信度）：5

身体（苦痛を感じる場所）：お腹から胸

脱感作

SUDs：1〜0　VoC：7

［外来治療］

①家族とは何回も食事に行けた。

②友人と食事に行ったが、意識し過ぎてあまり良くなかった。悪いイメージを思い浮かべてしまった。

✤心理療法　4回目

［振り返り］

親友と駅で待ち合わせた。時間があったので、緊張していろいろと考えてしまった。居酒屋に入ると、食べられない、喉を通らないというイメージが湧いてきた。いつも一口目が辛いので、一品まるまる食べられるという状態になりたい。全部食べようとしても喉を通らなかったが、家に帰ってくると空腹感を感じた。幼稚園の時から起床時に気持ち悪いことが多く、量を食べない子だった。ことあるごとに、「もう食べないの?」と言われ、もっと「食べなければ」と思うようになった。

[養分を与える記憶]

人から「何で食べられないのだよ」と言われるのが苦手。他人と一緒に食事をとろうとすると喉がつかえた。

[情動調整の催眠1(握りこぶし弛緩テクニック)]

次に別のツールを紹介します。あなたはその友達と一緒に店へ入ろうとした時に、少し緊張感を覚えましたね。少し胸が詰まるような感覚があったかも知れません。そんな時は片手をグーッと強く握って拳を作り、緊張感を集めます。右手をグーッと握ると、どんどんそこに緊張感が高まってきます。グーッと握ったら、今度はゆっくりと手の力を弱めると、緊張感が解かれてきます。息を吸う時に力をグーッと入れ、息を吐くと同時に力を緩めます。グーッと握って、グーッと緩める。そういう風にすると、不安や緊張感を和らげることができます。

緊張感とか不安感が起こったら、それを手の拳の中に置き、それをグーッと握り潰すと不安感や緊張感は液体になってしまいます。今度は手を開いて、それを大地に返します。緊張感をグーッと握り、拳に込めて離します。そうして緊張感や不安感が和らいでくると、不思議とスーっと咽喉が解放されて通るようになります（『現代催眠原論』高石昇・大谷彰著／金剛出版）。

これを漢方では、緊張した時とか、非常にストレスが強い時に、気の流れが咽喉の所で滞った状態として説明されます。だから、そういう時はまず深呼吸をして、吐く息の中に不安感を出していくか、または握り拳を作って不安感をギュッと液体にして大地に捨てると、不思議と食道がスーっと通って食べ物が通っていきます。

［情動調整の催眠2（シャボン玉テクニック）］

Th：お店に入って、料理を注文して運ばれてくるという状況を想像してみてください。あなたは誰かと一緒にいて、料理が出てくると緊張して咽喉が詰まってくるという状況にいます。そこで、それを避けるために、そういう時は、さっきと同様に、息をフーっと吐いてやると、あなたの周りには、あなたを守ってくれるシャボン玉の膜ができます。膜ができて、あなたを守ってくれます。大きさも自分にピッタリの大きさで、膜の厚さも自分の思い通りになります。シャボン玉は透明で、外の様子ははっきり見えるし、呼吸も楽にできます。その中はとても快適で、あたかも身体がふわふわと宙に浮いているような感じです。どんな感じですか？　感じられる？

Cl：はい。

Th：シャボン玉は他の人には見えませんが、必ずあなたのことを守ってくれます。シャボン玉はこの部屋の中に浮かびながら自由に浮かんでおり、しばらくすると私からちょっと離れた場所へ降りていきます。その距離は、遠すぎることも、近すぎることもない、ちょうどよい距離にあります。私の声はしっかりと聞こえ、安心感を得ることができます。シャボン玉は、自由にあちこち動き回ることができます。私の声の聞こえるところで、シャボン玉はどのくらいの距離のところにありますか？　私の声がはっきり聞こえますか？

Cl：聞こえます。

Th：そして、このシャボン玉の中にいればいるほど、ますます心地良く感じます。この感じはいつでもどこでも感じることができ、いつでも自分と他人との間に安心できる距離を作ることができます。

もし不安になったり、イライラしたりしても、シャボン玉を使って、安全な場所、安全で安心できる時間に行くことができます。このシャボン玉テクニックを使って、人との距離を取ることができ、緊張感と不安感を避けることができれば、自然と食道がスーっと広がってくることを感じることができます。ですから、まあどういう場合になっても、呼吸法なり、握りこぶしテクニックなり、シャボン玉テクニックを使うなどして、その不安感を十分に調整することができると、食道がスーっと開いて食べられるようになります（『現代催眠原論』高石昇・大谷彰著／金剛出版）。

［外来治療］

①友達と3回くらい食事に行ったが、大丈夫だった。
②友達と何回か昼食を食べに行った。今後は夕飯に挑戦したい。
③飲み会に出たが、あまり食欲がなかった。しかし、全般的には信じられないくらい良く

なっている。母親同伴。なかなか良い感じです。吐くことに対する恐怖はなくなった。
④最近は大丈夫に。
⑤飲み会は大丈夫だが、食事が1人前出ると食べられないのではないかと不安になる。
⑥多少の不安は残っているが、問題はない。

✜心理療法　5回目

［振り返り］

過去については「ノロウィルスで吐いたこと」がまだ気になる。未来については「あまり親しくない人との食事」に不安がある。

［治療］

その後、現在および未来の鋳型（寸止めテクニック、メンタル・リハーサル法）の催眠を行いました。

［外来治療］

①先日、初対面の人と食事をする機会があった。緊張する人との食事で、摂取量が減った。

②今のところ問題ない。
③熱海旅行に行ってみた。
④調子は良い。
⑤大丈夫、日曜日にデート。
⑥デートも良い感じだったし、絶好調。

✤まとめと考察

本症例は、長年にわたりドクターショッピングを繰り返した症例です。嘔吐は辛い体験ですが、嘔吐体験のみで嘔吐恐怖が作られた訳ではありません。幼少時、無理やりたくさん食事をして車中で嘔吐した体験、ノロウィルスによる胃腸炎で嘔吐して救急搬送された体験、逆流性食道炎と診断された体験など、さまざまな状況で嘔吐が出現しています。嘔吐体験だけでなく、小食だった幼少時より、ことあるごとに周りから「もう食べないの？」と言われ、車中で無理やり食べたのちに嘔吐した体験が、いわゆる「養分を与える記憶」となり、嘔吐恐怖だけでなく、会食恐怖にまで発展した症例と考えられます。

従って、本例ではまず幼少期から青年期にかけての外傷体験をＥＭＤＲで脱感作することが必要と考えられました。その上で、寸止め技法で解決した未来像をイメージさせ、ジェネラティブ・トランス利用法でリソースを集め、呼吸法や握りこぶし弛緩テクニック、シャボン玉テクニックなどで情動調整を行いました。

このような準備を行いつつ、あるいは行った上で、メンタル・リハーサルを行いました。本症例のような難治例に対しては、単にメンタル・リハーサルだけでなく、さまざまな工夫が必要と考えられました

5 心理的アプローチについて

心理的アプローチとは

心身相関の「心」の部分に関しては、診断と薬物療法についての精神科的アプローチの他に、心理療法的アプローチがあります。心理療法的アプローチは、当院では医師または臨床心理士が担当し、私は主に催眠療法、EMDRを得意分野とし、その他に臨床動作法、交流分析療法、TFT療法、ニューロフィードバック療法などを施行することもあります。

臨床心理士は、認知行動療法、臨床動作法、ブリーフセラピー、催眠療法、精神分析的心理療法、コラージュ療法などの専門家が在籍して治療を行っています。

ここでは、催眠療法、ＥＭＤＲ、臨床動作法について簡単に解説し、その具体例を提示しました。

催眠療法とは

催眠療法は患者をトランス状態に導き、暗示を用いて無意識の中にある患者のリソースを活用して、問題が解決できるように援助する療法です。

無意識的なものを変化させる時は、明示ではなくて暗示を用います。例えば、人前でドキドキするのを抑えるには、「落ち着きなさい」という明示ではなく、「落ち着くでしょう」「大丈夫」という暗示を用います。催眠トランス状態で暗示を用いると、より一層効果的です。

私はその目的を達成するために、多くの患者さんにトランス下で、以下を基本として治療を行い、良好な成績を収めてきました。

・ジェネラティブ・トランス利用法

・寸止め技法（解決イメージ視覚化法）
・メンタル・リハーサル技法

催眠療法の具体例

本書では、ここまでいろいろなところで催眠療法の具体例について触れてきました。特に不安障害の1番目の症例（社交不安障害に不安の強いうつ病が合併したもの）で、寸止め技法（解決志向催眠）、自我強化暗示、後催眠暗示の使用例を示しました（82ページ）。

2番目の症例（広場恐怖を伴うパニック障害）で、ジェネラティブ・トランス暗示、メンタル・リハーサル暗示の使用例を示しました（93ページ）。

3番目の症例（嘔吐恐怖・会食恐怖）では、寸止め技法、ジェネラティブ・トランス暗示、メンタル・リハーサル暗示、情動調整暗示（握りこぶし弛緩テクニックとシャボン玉テクニック）の使用例を示しました（104ページ）。

EMDRとは

ＥＭＤＲ（Eye Movement Desensitization and Reprocessing：眼球運動による脱感作と再処理法）は、米国の臨床心理士・フランシーン・シャピロ（Francine Shapiro）が１９８９年に発表したトラウマに対する心理療法です。ＥＭＤＲの特徴は以下のようにまとめることができます。

・トラウマ記憶にまつわる感情の負荷を下げる（脱感作）
・脳内で停滞していた否定的な自己認知を修正する
・不快な身体感覚の消失を再び促す（再処理）ために、両側性刺激（眼球運動やタッピングなど）を用いる

ところで、人間の脳の情報処理システムでは、苦痛をもたらすような否定的情報を適応的な解決へと「処理（＝消化）」して貯蔵しておく、自然の治癒メカニズムが生来的に存在すると仮定しています。

これを適応的情報処理モデル（ＡＩＰモデル：Adaptive Information Processing Model）と呼びます。

ＥＭＤＲセラピーは、不快なターゲット記憶を想起しながら、眼球を動かしたり、タッピングをしたりという二重注意を誘導することにより、このＡＩＰモデルによって自己治癒力が生理的なレベルで賦活され、トラウマ記憶の再処理が可能になる技法です。

ＥＭＤＲでは、記憶のネットワークには５つの要素があると考えます（大河原，２０１５）。それは次の５つです。

①認識の記憶：「私が悪いのだ」
②情動の記憶：「怖い」「悲しい」「腹立たしい」
③身体感覚の記憶：身体が震える、緊張する
④イメージの記憶：友達が無視する顔、にらむ顔
⑤聴覚の記憶：笑い声、「だめだ」という思考の声

通常の記憶では、これら５つの記憶のネットワークはひとまとまりのセットとなっており、そのまま脳の中であたかも**「長期記憶の倉庫行列車」**に乗ったようにして情報処理

（消化）されていきますが、衝撃を受けた時の外傷記憶では、これらの記憶のネットワークがバラバラに切り離されてしまいます。

通常の反応としては、①「認識の記憶」は明確に覚えているものの、②～⑤の情動、身体感覚、イメージ、聴覚の記憶はバラバラになってしまうという症状が起こります。これは脳が自動的に身を守る**「解離の防衛」**が働くからです。バラバラにされた記憶の諸要素は「長期記憶の倉庫行列車」に乗ること（情報処理される＝消化されること）ができない状態になります。

ＥＭＤＲセラピーは、記憶想起に左右交互の両側性刺激を加えることにより、脳が自ずと自分にとって必要な反応を選択して自己治癒に導くという「ＡＩＰモデル」が前提になっています（大河原，２０１５）。

この目的を達成するために、ＥＭＤＲセラピーは次ページの表のように8段階のプロトコールで成り立っています。これを実施する際、いずれも過去、現在、未来に注意する必要があり、それを3分岐のプロトコールと呼んでいます。

EMDRの8段階のプロトコール

第1段階	クライエントの主訴、現病歴、生育歴など
第2段階	準備、安全な場所の創造
第3段階	評価、アセスメント、NC（否定的認知）、PC（肯定的認知）、感情の言語化、SUDs（苦痛度）、VoC（確信度）、身体感覚
第4段階	脱感作
第5段階	肯定的認知の植え付け
第6段階	ボディースキャン
第7段階	終了
第8段階	再評価

ＥＭＤＲの具体例

ＥＭＤＲについても、本書ではここまでに不安障害の2番目の症例（広場恐怖を伴うパニック障害）と、3番目の症例（嘔吐恐怖・会食恐怖）で触れました（93と104ページ）。

ここでは1番目の症例として醜形恐怖の治療例を挙げます。正確には児童期の小さなトラウマ（スモールｔ）をきっかけとして発症した醜形恐怖様症状の一例と言った方がよいかも知れません。

2番目の治療例は虐待の症例です。

症例　醜形恐怖

21歳の男子大学生で、主訴はゼミの発表で真っ直ぐ前を向いて発表できないということでした。

【EMDR】

ターゲット記憶：小学4～5年頃、患者の顔について、「鼻」がでかいと友達や周りの人に指摘され、先生も一緒になって指摘するものだから、現在もそれを引きずっている。皆の前で言われたのでショックだった。

NC（否定的認知）：私は恥ずべき人間だ。　PC（肯定的認知）：私は私のままでいい。
感情：悔しい　SUDs（苦痛度）：6　VoC（確信度）：5
身体（苦痛を感じる場所）：頭の中

脱感作 →

SUDs：4

ＥＭＤＲでなかなか脱感作が進まず、ＳＵＤｓが下がらないので、認知の編み込みを行うことにしました。

［認知の編み込み］（Th：セラピスト／Cl：患者）

Th：あなたの責任だったのですか？
Cl：自分の責任ではない。恥ずかしいという気持ちがあって先生には何も言えなかった。
Th：先生はそんなこと言うべきでない？
Cl：そう思います。自分は悪くはない。自分は悪くないから気にする必要はない。
Th：もし、あなたの子どもがそのような目に遭っていたら、あなたはその場で何と言いますか？
Cl：先生は加害者を諌めるべきであって、加勢するのは不適切だと思う。

その後、何回か認知の編み込みの脱感作を繰り返しました。

（中略）

脱感作

大したことない。辛さがなくなった。もう何ともない。
SUDs：0　PCの植え付け　VoC：7

Cl：びっくりしました!!　この問題が処理されれば何もない。↓終了

❖認知の編み込み

適切な「責任」の認識と現在の「安全」の確認、自尊心や自己効力感を回復して自分を今「選択」できるという、「責任」「安全」「選択」の3つが主な認知の編み込みになります。再処理がブロックされた（2セット続けて変化が見られなかった）場合に行われます。

症例 虐待

30歳の女性で、主訴は次の通りでした。

①物音が気になる

②人が通ると自分の悪口を言っているような気がする

❖現病歴

3ヶ月前から介護の仕事に就いていました。退職することになってから、憂うつ感が強くなり、食べ物を食べると吐き気がしました。

仕事を辞めたのは、スタッフの何気ない発言がすごく気になって、仕事に支障をきたしたからでした。例えば、スタッフが「虐待」と言うとビクッとしてしまいます。さらに、「入居者にこっそり部屋に入られてレイプされた」という記録があったと話題になったことがあり、実際はそんな記録はなかったのですが、彼女には「こっそり」という言葉が頭に焼き付いて離れませんでした。

実は、彼女は小学3年から26歳まで、兄からの暴力を受け続けてきました。それは、こっそりと親にわからないようにされていて、親には悪くて言えませんでした（去年初めて言いました）。だから「こっそり」という言葉を聞き、彼女はその言葉をどんどん追求するようなことを考え、自分を追い詰めていってしまい、まるで固まってしまったかのようになります。

それから、スタッフの言葉にビクッとすることもあったので、周りからは変に思われていたし、あまり自分のことを語らない彼女を、まるで試しているかのように、あえて反応するような言葉を言われていたようにも思っています。「こっそり」という言葉とレイプが関連していたので、性的なものもダメになり、入居者の排泄介助もできなくなってしまいました。

彼女はある夜勤の日に、1人の同僚Aさんに、自分の虐待経験を話してしまいましたが、虐待をされた人は他人（入居者）に対しても同様のことをする可能性があると思われていないか辛かったそうです。介護の仕事に関してまだ技術的に力が足りなかったので、上司から「高齢者に嫌悪感があるのなら、自主退職してください」と言われたので、まだ介護の仕事をしていたいという希望は持っていましたが、退職しました。

その前に事務で務めた男の人が多い会社（B社）でもセクハラされ、性的なものに嫌悪する原因になっていました。具体的なことは思い出そうとしても思い出せませんが、胸を揉むしぐさはされたことがあり、ひどく傷つきました。

彼女は女子校出身で、男性ともあまり交流がなく、男性に慣れていませんでした。また、25歳くらいからガス（放屁）が出るようになって（過敏性腸症候群再発）、男の人達に笑われたこともありました。

B社は家の近所でしたが、人が家の周りで自分の悪口を言っているように思えました。実際に聞こえたりはしませんでしたが、聞こえると思い込んでいました。急に仕事を辞めたから、うわさになっているのではないかと心配で、人が通ると、気分は落ち込みました。外出は億劫で、早く仕事をしたいから気は焦っていました。

吐き気は仕事を辞めた罪悪感から来ていると思っていましたが、最近、少し良くなってきています。若い頃は痴漢や盗撮、露出などによく遭いました。

✤心理社会的背景

父は個人タクシーの運転手で、小さい頃はたまに帰ってきて、優しくしてくれましたが、昼間は寝ていて、あまり接触はありませんでした。

母は働き者で優しく、何でもできました。以前は忙しくて構ってもらえませんでしたが、今回仕事を辞めてから一緒にいてくれるのを嬉しく思っています。

兄は口がうまくてつい乗せられてしまうので、信じられない人ではありますが、仕事を辞めた彼女を気にかけてくれています。

彼女は東京都内で誕生し、小学校時代から都下に移り住んでいました。おとなしくて良い子と言われ、両親はよく遊びに連れて行ってくれました。小6で現在のところに転居しました。

それまではあまり友達がいませんでしたが、転居後は親友ができました。

小3から兄の暴力が始まりました。中学は親友と一緒でしたが、兄が生徒会長になってから、人から注目されることが多くなり、そこでガスが出るようになりました。

高校時代も友人には恵まれました。ボランティアの部活に入り、自分としては頑張れたと考えています。高2の時が兄の暴力のピークでした。ガスは一端治まりました。18歳の時、内科、循環器科で看護助手のアルバイトを半年間やりましたが、自分に自信が持てませんでした。19歳から服の販売の仕事を2年間やり、好きな服に囲まれて楽しめました。21歳で電話のオペレーターの仕事を1年間、23歳から介護の仕事を老人ホームで4年間やりました。周りの人に助けてもらって、楽しく仕事をしていました。

しかし、終盤、ガスが出始め、職員に笑われました。それが理由で退職しましたが、表向きは早番、遅番がきつくなり、辞職したということにしました。28歳の時、事務職として2ヶ月間勤めましたが、男性の多い職場でセクハラに遭いました。

その後、介護職に2ヶ月間就きましたが、結局退職しました。まだ介護の仕事に未練があります。

✿心理テスト

IES－R（改訂版出来事インパクト尺度）では、60＞25、侵入下位スケール：22、回避下位スケール：18、過覚醒下位スケール：20でPTSDが疑われました。

DES（解離性体験尺度）は、36・75＞20で解離性障害が疑われました。CMI深町法はⅣ領域で神経症が疑われ、SDSは61点で中等度以上のうつ病が疑われ、STAIは特性不安72点、状態不安72点で高度の不安が疑われました。

✤心理療法

心理療法は以下のように行いました。

1回目：安全な場所／落ち着く場所　2回目：カウンセリングとEMDR
3回目：カウンセリング　4回目：カウンセリング
5回目：カウンセリング　6回目：カウンセリングとEMDR

安全な場所／落ち着く場所：草原。自然の花、クローバー、草の中に寝転んでいる姿。静かな、昼間、遠くで子どもが遊んでいる。
感情と身体感覚：穏やかな気持ち

催眠導入は、腕下降・浮揚で行いました。

✤EMDR1

ターゲット記憶：ある特定の男性の態度
映像：足を組んで身体を向こう側に向けて話す男性

NC（否定的認知）：私は恥ずべき人間だ。
PC（肯定的認知）：私はやれる限りのことをした。
感情：腹が立つ　　SUDs（苦痛度）：5　　VoC（確信度）：6
身体（苦痛を感じる場所）：頭

← **脱感作**

SUDs：1　　PCの植え付け　　VoC：7

✤EMDR2

ターゲット記憶：あごを足で蹴られて、歯が欠けた（中学生の時）

NC（否定的認知）：私は弱い人間だ。　PC（肯定的認知）：私は強い人間だ。
感情：悔しい　SUDs（苦痛度）：7　VoC（確信度）：5
身体（苦痛を感じる場所）：胸

← 脱感作

SUDs：1　PCの植え付け：私は強い人間だ。　VoC：7　↓終了

本症例のような虐待は、処理すべきトラウマの数が多く、治療に何年もかかる例が多く見られます。今回の場合は患者さんの経済的な理由で、2セッションで治療は終結となりました。

臨床動作法とは

心理療法の多くが患者 - 治療者関係に「言葉」を介在させ、言葉を手段として進めていくのに対して、臨床動作法は「動作」を手段とするわが国オリジナルのものです。ここで「動作」とは、自分の意図通りに身体運動を実現するように努力する主体者の自己活動の過程（意図 - 努力 - 身体運動）と定義されます（成瀬，2000年）。

実現すべき身体運動の特定のパターンを課題として、その実現を努力させながら、治療者が患者の活動に働きかけて援助する過程（課題 - 意図 - 努力 - 身体運動）が臨床動作法で、動作課題は「リラクセーション課題」「動かす課題」「立つ課題」に分類されます。

そして、この動作課題を適切に追行できるように治療者が援助していく中で、例えば、患者さん自らが自分自身の身体の感じ（**自体感**）に気がつくようになり、次第に自分の身体が勝手に動いているように感じたり（**自動感**）、自分以外のものに動かされているように感じたり（**被動感**）していたものが、自分の身体を自分で動かしているという感じ（**主**

動感）へ変化します。「してもらう体験」から「自分でする体験」へ変化することにより、自己コントロール感が得られるようになります。

このような面接室で得られた「体験様式の変化」が、日常生活の中でのさまざまな不調感、不安定感、無力感などの症状の好転へ結びついていきます。この方法は、広範な心理治療のあらゆる分野で著しい成果を上げています。

✤臨床動作法の適応

心身症は身体症状を主としますが、その診断や治療に心理的因子についての配慮が特に重要な意味を持つ病態と定義されます。患者さんの身体症状がその心理社会的な因子と密接な関わりを持つストレス性の筋緊張は、臨床動作法の最も良い適応です。また、心身症患者さんの中には、身体症状の原因に心理的因子が関与していることを認めたがらない失感情症の患者さんもいます。このような患者さんに対して、臨床動作法は身体症状の改善を伴うがゆえに、受け入れてもらいやすいのです。

また、今まで気がつかなかった慢性緊張や身体の動きにくさに気づき、自分で自分の身体を弛められるようになることは、自分の抱えている心理的な因子に対する気づきが促されたり、自己コントロール感が得られる助けになったりします。自分の身体を操作するという現実的な動作体験を通して、現実的な行動様式が獲得されます。

したがって、心療内科領域において、適応対象が幅広い方法であると考えられますが、まだまだ普及が足りていないのが現状です。

臨床動作法の具体例

1番目の症例は緊張性頭痛で、『心療内科実践ハンドブック』（日本心療内科学会監修／マイライフ社）に掲載したものです。

2番目の症例は強迫性障害で、臨床動作法を実際に実施したのは、当クリニック所属の臨床心理士・山口久恵ですが、症例に関しては私と元大阪大学教授の故・宮田敬一先生が加わり、3者で検討を加え、その結果を踏まえて、患者さんの外来治療を継続して行った私がまとめ、日本臨床動作学会に発表したものです。

症例 緊張性頭痛（心身症）

36歳の男性で、主訴は頭痛、肩こりです。

✿現病歴

勤続15年目のシステム・エンジニアで、3ヶ月前に課長に昇進しました。元来、頑張り屋で完全主義傾向の強い性格でした。最近、気がつくと後頭部痛がひどく、頑張りが利かなくなってきたため、近くの内科を受診して投薬を受けましたが、軽快せず、友人の勧めで当クリニック受診となりました。

✿治療経過

初診時の診断は、緊張性頭痛（心身症）、うつ状態でした。

仕事の締め切りが近くなると頭痛が悪化し、心身相関が認められ、SDSが48点で前記診断となりました。心身医学的薬物療法で治療を開始しましたが、「自分は身体のこと以外に悩みはない。精神に作用する薬は飲みたくない」と訴えました。そこで、「臨床動作法という治療法があるので、別枠で時間をとって試してみますか?」と提案したところ、快諾を得たので、精神に作用する薬は中止しました。

✤動作療法

初回時の動作特徴は、猫背で右肩が上がっており、右の肩甲骨が盛り上がっていました。肩から腰にかけて、一枚岩のようで、別々には動きませんでした。

初回面接では、まずあぐらで座ってもらいました。セラピストが肩に挙を添えて開かせようとします(肩開き)が、頑張ってなかなか弛みません。

次に、側臥位でセラピストの足で患者さんの腰を支え、肩を押さえて上体をひねるように倒していく(躯間ひねり)と、肩に緊張が走りましたが、次第にゆっくりと弛んでいきました。「ああ気持ち良い。楽になりました」とのことでした。数回のセッションで、躯間ひねりは左右ともスムーズに弛められるようになり、肩開きも自分で開いて力まずにできるようになりました。

3回目のセッションで、あぐらでセラピストの左手を患者さんの右肩へ置き、右腕の肘をまっすぐ前に伸ばし、セラピストの右手で保持しながらそのままゆっくりと上げる（腕上げ）ように教示すると、肩の高さより少し上の辺りで動かなくなりました。右肩に力が入っていることが確認されたので、右肩の力を抜くように教示すると、腕はさらに少し上まで上がりました。

これを繰り返すと、最終的には右腕は真上まで上がるようになり、「すごいですね。こんなに力が入っていたのですね」と話しました。

その後、計6回のセッションで終結となり、「最小限の力で仕事に取り組むことができるようになった」との報告がありました。最大限の力ではなく、最小限の力でコントロールしながら仕事に取り組むという体験様式の変化が認められました。

症例

強迫性障害

36歳の女性で、主訴は以下の通りでした。

①咽喉頭異常感
②リストカットが止められない
③強迫的にガス栓の開閉や戸締りの確認などが気になり、日常生活ができない

✤現病歴

X年2月頃から起床時に喉の異物感が出現し、次第に1日中症状が続くようになりました。近くの耳鼻科を受診したところ、抗生物質が処方され、4ヶ月間内服するも変化がなかったため、近くの内科を受診しました。そこでは、「気にしているから病院へ来ることになるのだ」と相手にされませんでした。

以前、便秘で近医を受診した際、医師への返事が遅くなり、怒鳴られた経験もあって、

病院へ行く前日はいつも眠れず、病院が苦手であった上でのことだったので、1年以上病院へ行かずにそのまま放置していました。

しかし、気にしないように努力しましたが、症状が変化せず苦痛なため、X＋2年3月にN大学病院の耳鼻科、整形外科、歯科で精査したものの異常はなく、ストレスとの関係を疑われて、同年10月同病院心療内科へ紹介受診となりました。

同病院での訴えは次のようなものでした。

「口の中の異物感が気になる。痛みはないが、食べ物が口の中に残っている感じがした」

「何をしていても回数が気になる。馬鹿らしいと思うのだが、気にしてしまう。出かける用意をしていても何度も同じことを繰り返してしまう。夫がいる時は夫が一緒に確認してくれる。米がふやけるくらい洗ったこともある。自分で決めたようにうまくいかないと、それが何かに影響するのではないかと思ってしまう」

「強迫的な行動がストレスで、決まった所へ物を置かないと気が済まない。自分の嫌いな回数（5の倍数と4・2・9）で終わることが耐えられない。小さい頃より数をちゃんとしないと家族に不幸が起こると言われ続けてきた。電話で不吉な話を聞くと、1日中電話に触れたくない」

X＋2年12月に、主治医の主宰するクリニックへ心理療法施行の目的で転院になりました。同クリニックにて、SSRIを中心にした薬物療法と主治医による曝露反応妨害法（X＋3年1月より3月まで計5回）、心理士による支持的面接とリラクセーションの指導（X＋2年12月よりX＋4年3月まで計29回）により、一時は軽快傾向が見られました。

X＋3年4月に「路上で人に道を教えたが、間違った道を教えたのではないかと不安になった」との訴えがあり、5月には初めてリストカットをしました。リストカットしたのは不安を口に出すと悪いことが起きてしまうという想いがあり、リストカットすると楽になるぞという囁きがあったからということでした。

6月より全身の痛みが出現するようになりましたが、咽喉頭異常感や強迫症状は軽くなりました。整形外科での注射で痛みも軽くなり、普通の生活が送れるようになりました。しかし、10月より部屋へ閉じこもり、夫ともあまり話をしなくなって、掃除、洗濯はどうにかできましたが、料理は作れない状態となりました。食欲低下、早朝覚醒、中途覚醒、易疲労感が出現しましたが、テトラミドの増量（20㎎→30㎎）とリタリン（20㎎分2）により一時軽快しました。

X＋3年12月初旬より気分転換にパチンコ店へ行くことが多くなりましたが、店内で知り合いからジュースをもらったお返しにジュースを返した際、中に何か入っていたらどうしようという考えが浮かんで、来ている皆が健康かどうか確認しなくてはいられなくなりました。

これをきっかけとして確認癖がまた元に戻り、強迫観念と強迫行為が強く出現するようになりました。

X＋4年3月、誰にも何も起こらないでほしいという思いもありますが、誰かに良くないことが起こればよいという考えも湧いてくるようになり、手を洗っている時にこの考えが起こってくると、その不安を消すために手を洗い続けるようになりました。

同年4月より希死念慮のため、リストカットを頻回に行うようになり、担当心理士Aの退職に伴い、心理士が山口に交替し、臨床動作法による治療が開始されました。

✤**生活歴**

彼女は7人姉妹の末っ子で、高校まで地方で育ちました。母は民間宗教を信仰していたため、幼少時から母のさまざまな禁止事項を聞きながら育ちました。

左足から踏み出したり、数をちゃんとしたりしないと、家族に不幸が起こる、食べ物を食べている夢を見てはいけない、魚の夢はいけない、左足が痛いのは、左は父方の先祖を意味するから、父方の先祖に問題があるなどと言われ、訳のわからない思いをして育ちました。

高校卒業後、上京して東京で就職してキーパンチャーになり、23歳でシステム・エンジニアの同じ年齢の男性と結婚しました。子どもはいなく、現在夫と2人暮しで、夫婦関係は良好でした。

✤**現症**

163㎝、45kgで、血圧101／72、脈拍89回／分、左手首にリストカット跡（包帯が巻かれていた）がありました。生気なく沈んだ感じがして、伏し目がちでボソボソと聞き取りにくい低い声でしたが、語尾はハッキリしていました。

姿勢の特徴としては、肩が上がって猫背で、首を前に突き出して、手を硬く握り締めていました。

❖治療計画

彼女は強迫観念の統制不能感で、自らを追い込んでいると推察されました。自分の拠り所としての自分の身体を実感させ、主体的に操作させることによって、自体感、自己存在感が獲得できるようになるであろうと考えて、動作法を導入しました。身体感覚のコントロールを通して、強迫症状をコントロール可能なものに変容できると考えました。

❖治療経過

［初回：X＋4年4月6日（病識と病歴の確認）］

彼女が何も話せなくて困るだろうと、夫が同室面接を希望し、彼女も了解しました。強迫性障害であることは自覚していました。

「鍵やガス栓の開閉、タバコの残り火などが気になると、こだわりがすべてに及び、終わりのない繰り返しが始まる。そのため、自分が全く実感できなくなり、リラクセーションを中心とした治療を今日まで受け、ようやく自分を保っていた」ということでした。

【2回目：X＋4年4月13日（自己評価のスケール作り）】

急に3月27日にリストカットしたことを話し出しました。リストカットをした時の状態を問うと、「全く感覚がなく、身体が生きているという自覚はない。また、自分の身体が板か棒のようで、痛い、柔らかい、温かいなどの感覚はよくわからない。前任者のリラクセーションを中心とした治療をした後は気持ちが良かった」と語りました。

「今、一番困っていることは？」との問いに、「①すべてのことに同じことを繰り返しやってしまうこと」と「②怖くて動けないこと」と答えました。

そこで、今後自分がどのようにできればいいかを行動目標に定めて、その達成度を0から10のスケールとして自己評価することにしました。行動の改善目標は自分で決めました。「カーテンを開ける回数を自分で決めて守ってみる」を行動の改善目標とし、自己評価スケール作りをしました。「スケール0」はカーテンを全く開けられないし、外も見られない状態で、「スケール10」はカーテンを完全に開けて、外をきちんと見られる状態としました。

【3回目：X＋4年4月27日（動作法の導入と腕のCircular Dosa Method）】

回数へのこだわりはありましたが、目を閉じて何度かカーテンを開閉ができたから、自己評価は「スケール3」としました。

このカーテンを開ける動作をしている時に「肩のこり」に気がつき、**いろいろ考えていると不安で身体全体が固くなっていく**ことを自覚しました。そこで、「腕をちょっと上げてみようよ」と動作法に導入しました。

腕上げはセラピストの補助（肩を軽く押さえながら腕を保持する）でようやく上がる程度でした。**肩上げ**を指示すると、腕と肩の緊張が強くてほとんどできない状態でした。腕上げ3回目でカーテンを開けたという感覚がよみがえりました。「**今までは身体で開けていて、腕で開けたという感覚がなかった**」とのことでした。

このように、腕上げを指示したのに、前方90度で肩と背中とが一体となり、**肩と腕の分離、肩と背中の分離ができていません**でした。

腕の Circular Dosa Method

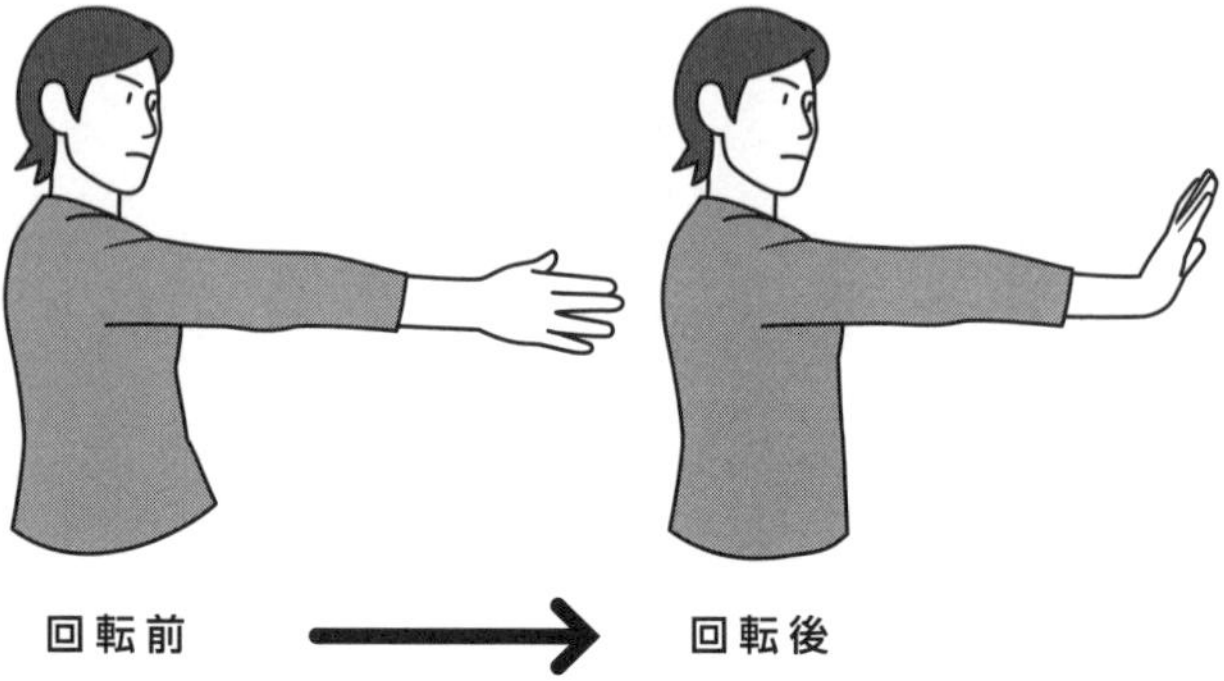

そこで、手の平を内側に向けて腕を前方90度まで上げてから、手首を外側に90度回転させて手の平を立て、まず手首の緊張を感じてもらいました。

次にその部位を弛緩してもらうことで、肩がスーッと下がり、肩ではなく前腕に力が入っていたことに気がつかせました。この「前腕の緊張と弛緩の差異を体験させる方法」を「腕のCircular Dosa Method」と私たちは命名しました（上のイラスト参照）。

さらに、この「腕のCircular Dosa Method」によって腕の緊張と弛緩に気がつくことは、リストカットの時に全く痛みを感じない現象と関係していると考えられました。このわからなかった緊張に気がついたことを本人は「あーいい感じ、生きているとかは、力を抜く、入れる感じと同じで良いのかな」と表現しました。この感覚の回復という気づきをきっかけとして、リストカットが怖くなり、できなくなりました。

【4回目：X＋4年5月11日（カーテンの開閉・外出可能）】

外に出ることができました。自己評価で「スケール9」でした。カーテンを毎日半分開けました。できたことを思い、セラピストとともに喜び合いました。

面接3回目までは、右**腕上げ動作**の時、セラピストから見ると明らかに肩に力が入っていることがわかりましたが、彼女は肩に力が入っていることに気がつかず、**肩と腕の分離、肩と背中の分離ができていない**と考えられました。

しかし面接4回目以降は、肩と背中とが一体になっていることを自覚し、肩の力を抜くことができました（次ページ上のイラスト参照）。

左腕上げ動作の時は腕が90度以上は上がらないので、セラピストが介助しました。上げた自覚はありませんが、その時の身体感覚ははっきりとわかるようになりました。左腕上げの時に肩が上がり、**肩が邪魔して腕が上げられない**ことを実感しました。

腕上げ動作の改善

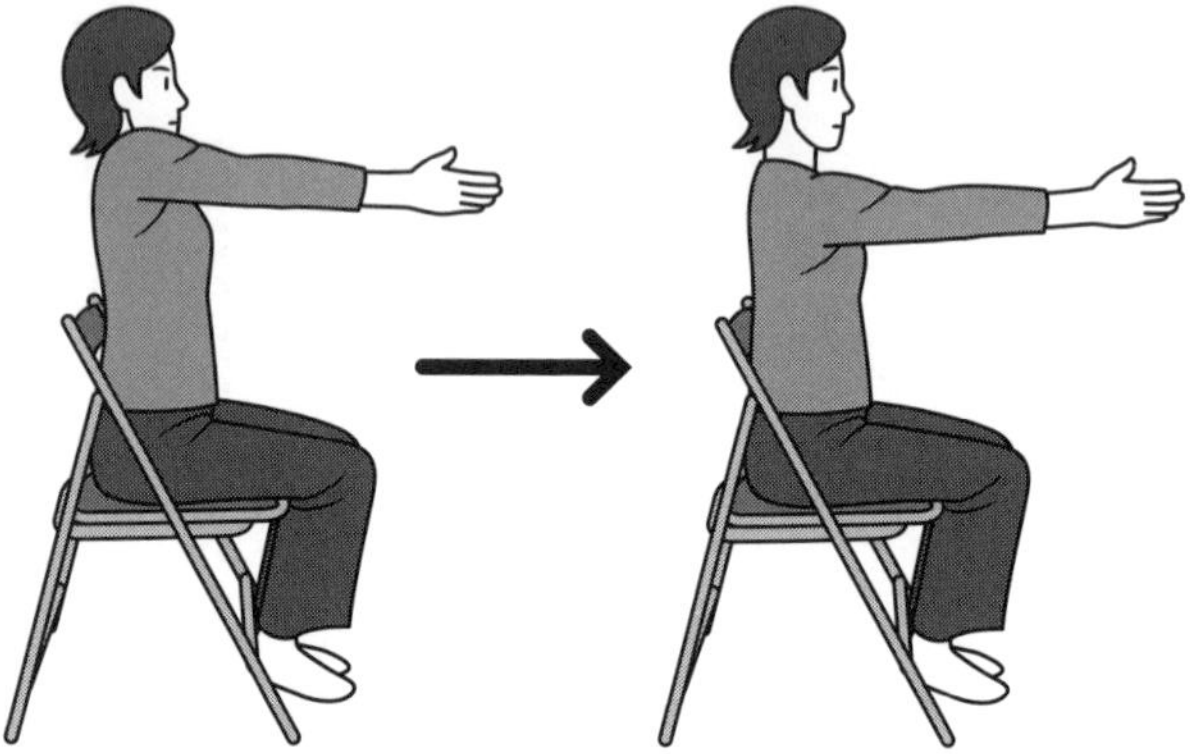

2〜3回目　　4回目以降

肩上げ動作の改善

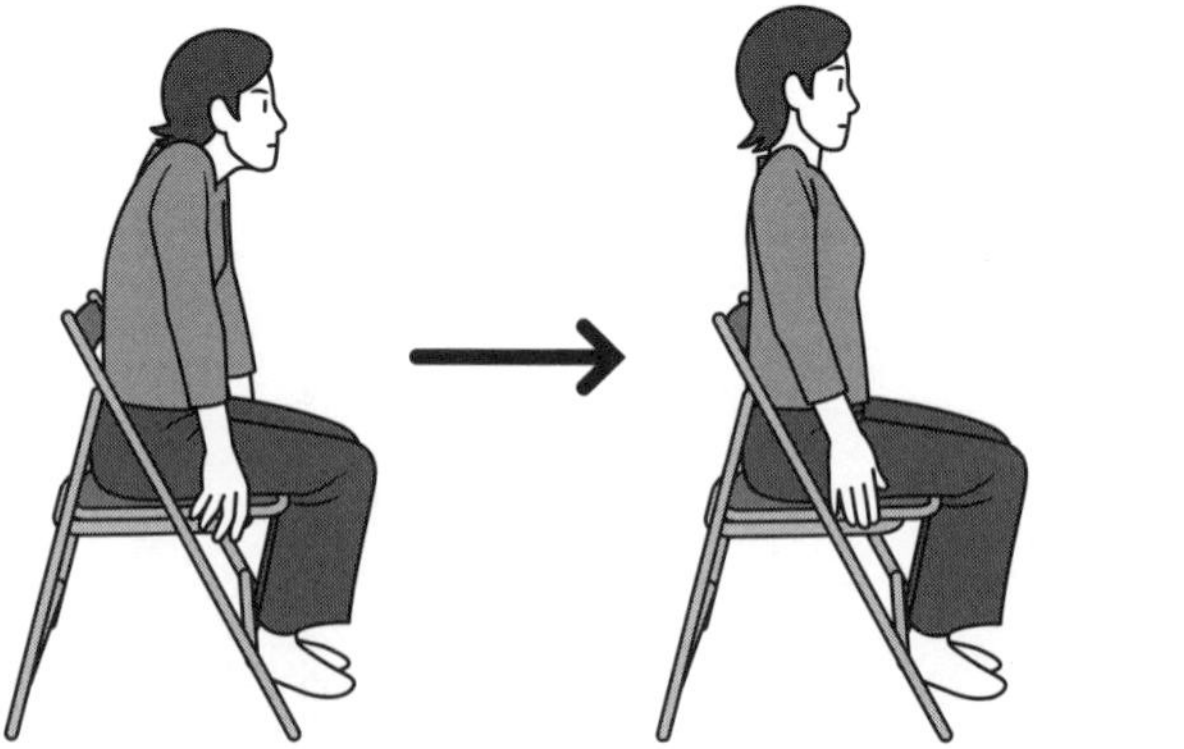

3回目　　4回目以降

両側の**肩上げ動作**（前ページ下のイラスト参照）では、肩の上がった感覚が自覚できませんでした。背中と一体のため、胸郭と背中が緊張し、気持ちが悪く息苦しいという訴えが出てきました。片側の肩上げ課題では上がる感じがわかったと言いました。
そこで、感想を聞くと、「少しやれたなと思った時に、すぐにセラピストから指摘され、**自分の身体にも感覚があることに気がつき**、嬉しかった」と答えました。

【5回目：X＋4年6月8日（新不安材料の出現）】

「姉の子を幼稚園に送り迎えする」ことを頼まれ、不安感が高まりました。今までは不安があると身体の過緊張で（身体がカチンカチンになって）、一歩も外出できませんでしたが、動作法をしてから身体がやわらかくなったので、犬の散歩も1週間続けられ、姉の子どもの幼稚園への送迎も1週間続けられました。
しかし、散歩も送迎も自分の行動として自覚できなかったので（現実感がわかない：**感覚や自体感の解離**）、「スケール5」でした（以前はこのような場合、リストカットをすると楽になるぞという囁きが聞こえ、左腕のリストカットをしていました）。
夫のためにヨーグルトと果物を買えたので、自分としては「スケール8」（1年ぶりに）で、鍵およびガス栓の開閉、タバコの残り火の確認を手の感じでわかりました。

右腕上げ動作で腕と背中を分離させるという動作課題が理解できました。左腕上げ動作で左手の感覚が実感できました。目を閉じて両手合わせができるようになりました。

［6回目：X＋4年6月29日］

「鍵およびガス栓の開閉、タバコの残り火の確認は1回だけでも良いのだ」と納得しました。自分としては「スケール9」でした。これから子どもの幼稚園への送迎も続けられるような気がしたとのことでした。

6月に入ってからは彼女の表情は明るく、ボーとしない時があり、表情も豊かでした。動作課題は入力緊張の感覚とリラックス感覚の違いに注目すること。腕上げ動作、肩上げ動作について感想を聞くと、「腕上げの時に腕が重い感じがした。肩こりが自分にもあることに気がついた。自分の身体の感じや食欲がわかるようになった」と答えました。

［7回目：X＋4年7月27日（強迫性障害の治癒）］

明るい色の洋服に変わり、化粧をしてきました。また、6月末には腹が立つことがあり、姉と夫に対して初めて怒りの感情を表出しました。動作の緊張と弛緩の感覚についての差異を自覚するという動作課題は達成できました。「外に出ること、料理をすること」ができたので自己評価は「スケール8」でした。

【8回目：X＋4年8月24日（最終回）】

食事を作ることができました。行動の目標を決めると、実行してやれそうな気がするとのこと。動作法としては、椅子座位で腕上げと肩の上げ下げ（課題：弛緩）、立位で重心移動（課題：弛緩、自体感）を施行しました。

動作法終了後の聞き取りで、「日常生活では新しい不安が起きないことに驚いた。ドアの鍵、ガス栓を閉めたら閉めたとわかるので、もう一度やり直そうとは思わない。いつ治るか不安だったが、治るなと思える。自分の身体がリラックスしているかどうかがわかる」と述べました。この日で一旦終了しました。

✤まとめ

①カーテンの開閉：本症例の場合、光は恐怖の対象であると同時に「リストカット」や「うつ」を治す象徴であり、カーテンの開閉が解決の糸口へつながると考えられました。

②Circular Dosa Method：腕上げの時、腕の緊張感が自覚できない場合に、手首を捻ることによって腕の緊張を自覚させる方法で、**リストカットの治療に役立つ**と考えられました。

③立位つま先立ち・踏みしめ：左から足を出して靴をはくと不幸が起こるという民間信仰の教えを克服し、外出可能になりました。

❖考察

強迫性障害の患者さんに臨床動作法を適用したところ、短期間で著明に改善しました。この患者さんは、担当医による薬物療法・暴露反応妨害法による治療と、別の心理士による面接とリラクセーションの指導を約1年半受けましたが、強迫症状の好転は見られませんでした。

担当心理士は言語面接によって曖昧で捉えにくい情動を言語化し、動作面接によって自分の身体にある緊張感、ゆるみ感に注目させました。**強い不安感や強迫観念は、自体感の変化の過程として把握できる**ようになり、強迫観念や強迫行動は改善されたと考えられました。

本症例を通して、強迫性障害の患者さんの治療の初期段階では、いかにオン‐オフの区別をつけさせるか、**自分の身体の緊張と弛緩というオン‐オフの区別を実感させられるか**が重要で、これには臨床動作法が有用であると考えられました。

しかし、強迫性障害の治療は**わずかな症状を抱えた状態で面接を終了させることも重要**であると考えられました。

また、リストカット症候群の治療には、私たちが命名した**腕のCircular Dosa Method**が有効と考えられました。**カットが直線的で、このMethodが回転を用いるという象徴的意味が治癒を促した**と推察されました。

6 治療的自己について

治療的自己とは

あなたがそこに　ただいるだけで　その場の空気があかるくなる
あなたがそこに　ただいるだけで　みんなのこころがやすらぐ
そんな　あなたにわたしも　なりたい

これは相田みつをという書道家の言葉で、私のクリニックの壁のあちこちに彼の詩が掛かっています。私は昔、ちょっとした病気で、ある病院へ入院したことがありますが、そこで今まで気がつかなかったことに気がつきました。

たとえば担当の看護師さんがAさんからFさんまで6人いたとすると、残念ながら個々の看護師さんの間にとても差がありました。Aさん、Bさんは「とても優しくて安らぐなあ、いつも来てほしいなあ」と思ったものでした。それに対してEさん、Fさんは「自分の仕事を速く処理することばかり考えて、患者の気持ちなどちっとも考えていない。できれば違う人が来てほしいなあ」と思いました。Cさん、Dさんは良くも悪くもないという具合でした。

このような違いはどうして起こるのでしょうか。これを考えるために、心療内科領域でときどき話題となる**「治療的自己」（Therapeutic self）**という概念を紹介するところから始めましょう。

心療内科における治療が、他の内科的治療と大きく異なる点は、身体的問題だけでなく、人間の心理的問題や社会・倫理的問題まで深く立ち入るため、治療者の態度（人間性）が治療効果に大いに影響する点です。

この治療者の人格、いわゆる「治療的自己」が、治療を成功させる上で大変重要と言われています。

元関西医大心療内科教授の中井吉英先生は、マイケル・J・ランバート（Michael. J. Lambert）が治療に成功した症例をフォローアップし、その要因について研究したところ、40％が治療外要因、30％が治療関係、15％が患者の治療者に対する期待、15％が治療者の持っているテクニックであったと述べています。

その時の出逢いが　人生を根底から変えることがある　よき出逢いを

これも相田みつをの言葉ですが、人との出逢いなどの治療外要因は、治療者と患者さんとの深い関わりの中で生まれてくるものです。治療者に対する期待は、「この治療者となら上手くやっていけそうだ」といった治療者の人格との出逢いの一瞬にかかっていると考えられ、最初に述べた看護師の例はその典型であったと考えられます。

マイケル・バリント（Michael Bulint）は、患者自らが全人的に自分を理解し、自ら問題解決の糸口を見出すようになる治療者側の姿勢を「医師という薬（doctor as a medicine）」という言葉で表現しました。

「自分はその治療者に受け入れられている、わかってもらえている、その治療者と接しているだけで自らがもともと持っている問題を解決する能力が引き出される」と患者さんに感じさせる治療者の能力を意味していると思います。

ところで、治療的自己という言葉はモンタナ大学の心理学教授のジョン・G・ワトキンス（John. G. Watkins）によって1978年に初めて用いられた言葉です。ワトキンスは治療的自己を「doing」と「being」の2つの側面に分けて考え、前者ではどうすれば良いかを説き、後者ではどうあれば良いかを説こうとしました。そしてこのうち、後者の方がより重要であると述べました。

治療的自己の向上について

これは人格の向上ということと関連していますので、人生経験や年輪も必要と考えられますが、ただ年輪を重ねれば培われるものでもないと思います。

かつて学生時代の古文の教師から「わかるということは限りのないことです」と教えて

もらったことがあります。同様に治療的自己の向上も限りのないことで、治療に関わっている以上、一生涯努力し続ける必要のあるものだと思います。

常々、私は心理の若い先生に、十分な心理療法ができるようになるには人生経験や年輪が必要だが、若い時にすべきこと、できることがある。それは、心理テストの評価や自律訓練法の指導であると説いています。

以下、故・桂戴作（元日本大学心療内科教授）の総説に、私見を加えて解説します。

Doing（どうすればよいか）の側面について

❖知識・技術・能力の向上

これらが低くて患者の信頼・尊敬を得ることはまずありません。例えば、採血の際に「あなたの血管は細いですね」と検査技師から言われ、何回も採血に失敗されたために、採血に対して不安を持っている患者に遭遇することがときどきあります。

私が診察してみると、ほとんどの症例で、探すべきところを探せば立派な血管が見つかることが多いのです。

「立派な血管がありますよ。すぐに終わりますから、楽にしていてくださいね」と言いながら瞬時に採血が終わると、患者さんは「良かった！」とほっとした表情を浮かべます。これは、治療者の技術に対する知識と自分の能力に対する自信に関係しています。

✤わかりやすく説く

わかりやすく説くには、疾患ないし各処置に対して十分な知識が必要です。例えば、採血の際に手を握るのと駆血帯を巻くのとどちらが先かということに対して、静脈の流れる向きがわかっていて駆血帯を巻く意味がわかっていれば、こんなに簡単な説明はないと思いますが、現実は必ずしもそうではありません。駆血帯を巻く前に手を握る患者さんが意外と多く、そのように指導する医療従事者もときどき見受けられます。

また、先日採血の後、針の刺入部を酒精綿の上からしばらく押さえておくように頼んだら、なんと揉んでいるではありませんか。前の病院でそのように説明を受けていて、いつも注射の後が青くなって困っていたということでした。こんな嘘のような事例に何度も接すると、本当に愕然としてしまいます。わかりやすく説くためには、一つ一つの疾患ないしは処置に対して正確な知識が必要です。

✜コミュニケーション技法の向上

コミュニケーション技法において、特に傾聴は大切で、受容・共感・支持といった技法は訓練なくしてはなかなか実践できません。**相手の話に批判せずにひたすら耳を傾ける受容**という技法も、**患者さんの心の痛みと同じ痛みが治療者自身の中にもあることに気がつく共感**という能力も、意外と習得が難しいものです。

また、**開放型質問**（どのように痛みますか）や**中立型質問**（いつから痛みますか）を多くし、**閉鎖型質問**（夜も痛みますか）をできるだけ少なくするように意識することも大切です。この「ハイ」「イイエ」で答える閉鎖型質問が多いと、追い詰められた感情を持ち、攻められている気持ちになるからです。仕事を早くこなして有能と見られている看護師に多く見られ、患者さんの評価と異なり、上司からの評価は高いことが多いものです。

Being（どうあればよいか）の側面について

人柄は態度という行動で表され、こちらの方が治療的自己としては中心となります。

✤患者さんに好かれているか

治療者が患者さんに好かれているかどうかは大事なポイントです。そのためには患者さんの悩みや痛みを感じ取り、共感できる能力、すなわち患者側に立てる資質があり、その人柄が患者さんの癒しになっている必要があります。治療者と接することにより、患者さんの肯定的なリソース体験が刺激され、元気になるということです。

✤患者さんの心を和ます要素があるか

そのためには治療者自身の心身が健康であることが大切な要素です。自分のストレス管理ができていて、適度にリラックスできていることが求められます。

医師になるのに必要な要件として「一に体力、二に気力、三に能力」とよく言われました。どんなに激務でも常に健康的に振舞えることが患者さんを和ませ、勇気づけるのです。

✤患者さんの持つ自己治癒力と自己実現の可能性へ希望を持たせる要素があるか

患者さんが現在の苦しみから離脱でき、その時の病気が必ずより良い方向へ向かってい き、残された人生に多少とも自己実現の可能性への希望を持たせるような影響を与えることができるか。治療者の人柄ないし姿勢が、患者さんの心に感応するものです。

究極的には、治療者がどのような姿勢で人生を生きているか、充実感を持って生きているかということが、その態度に表れ、患者さんの持つ潜在的な能力、資源が引き出されると考えられます。治療者側がきちんと生きることが重要です。

✤尊敬されているか

多くの人から尊敬される要素に謙虚さがあり、さらに努力があります。治療者の行動が感謝されるかどうかはその姿勢にあります。ただひたすら謙虚に努力して奉仕する姿は人の心を打つものです。犠牲的精神ではなく、喜びを持って人のために尽くすことが大切と考えられますが、現実的には組織そのものの理念に左右されます。

その他、相手の心を打つものは他にも多くあります。一生懸命であるか、燃えているか、打ち込んでいるか、生き生きしているかなど、絶えず患者さんの心への影響を考えながらの対応が重要です。

以上の解説によって、自己治癒力を高める患者対応には治療的自己の向上が必要であることが確認されました。

個々の手技は習得できても、本来の意味での治療的自己の向上は簡単ではないと考えられます。私も一治療者として、日々の努力によって20年前に比べると随分doingは改善しましたが、beingは生まれながらの資質以上にはなかなか変化しないなあと感じています。しかしながら、いろいろな人と出逢い、いろいろな事例に接する度に「どうあるべきか」について考え続けています。

7 レジリアンスについて

レジリアンスとは　～うつ病治療を例にとって

近年うつ病の治療は、メランコリー型の標準治療となっていた抗うつ薬を中心とした薬物療法、一般心理療法、休養だけでは寛解に至らない、いわゆる消耗したエネルギーを充電するような治療アプローチだけでは対応できないケースも増えてきています。

うつ病は治る病気ではなく、高血圧や糖尿病などの疾患と同じように、一生コントロールする病気と見なす方がよい場合も増えてきました。

そこで、うつ病治療のゴールとして、回復モデルで見直すことが急務となってきています。回復モデルとして、**レジリアンス（回復力：resilience）**という概念が有用です。

レジリアント（resilient）とは、元来は「跳ね返る、弾力のある」という意味ですが、そこから転じて「たちまち元気を回復する、復元力のある」という意味のほか、「不幸や困難、変化などにめげない、順応性のある」という意味に用いられています。

その名詞形であるレジリアンスは「弾力、弾性、元気の回復力、不幸な変化からの回復力や順応力」という意味に用いられています。

うつ病は病相期に完全な寛解期が入る病態です。しかし、約65%のうつ病が完全な寛解には至らず、慢性化または再発を繰り返すことが明らかになっています（Trivedi et al, 2006）。

レジリアンスと薬物療法

定期的に飲む薬について、外来では次のように説明しています。

「例えば、骨折した人を治療する時に、ギプスを巻きますが、定期的に飲む薬はこのギプスに相当すると考えてください」

「レジリアンスが正常な場合、適切にギプスを巻いておくと、本人が生来持っている自然治癒力が働いて骨折が治っていくので、やがてはギプスを取ることができるようになるのです」

「クスリを飲み忘れることは、ギプスがときどき外れることを意味しますから、傷の回復が遅れることになります」

「人間の体内には ホメオスターシス（恒常性）を維持するために、さまざまな機能（クスリ）が存在していますが、この体内の薬がうまく使えていないから、病気になるのです。だから最初は身体の外から薬を与えなければならないのです」

「自己治癒力が働いて体内の薬が十分に機能するようになったら（レジリアンスが高い人）、外から薬を与える必要がなくなるのです」

「ところが、ギプスを巻いて待っているだけでは、体内の薬がうまく機能しない人（レジリアンスが低いままの人）がいるので、このような人には心理療法や環境調整が必要となるのです」

ストレス関連疾患とレジリアンス

ストレス関連疾患の発症は下図のように考えることができます。ストレスに晒された場合、従来の病因論的な立場から、精神的ないし身体的脆弱性、場合によっては過敏性を有する固体に危険因子やストレスが作用すると、疾病が発症すると考えられていました。

しかし、レジリアンスの概念が台頭すると、防御・回復論的立場から、同じストレスや危険因子に晒されても、ストレス耐性が高く、疾病が発症しない高レジリアンス

ストレス関連疾患の発症

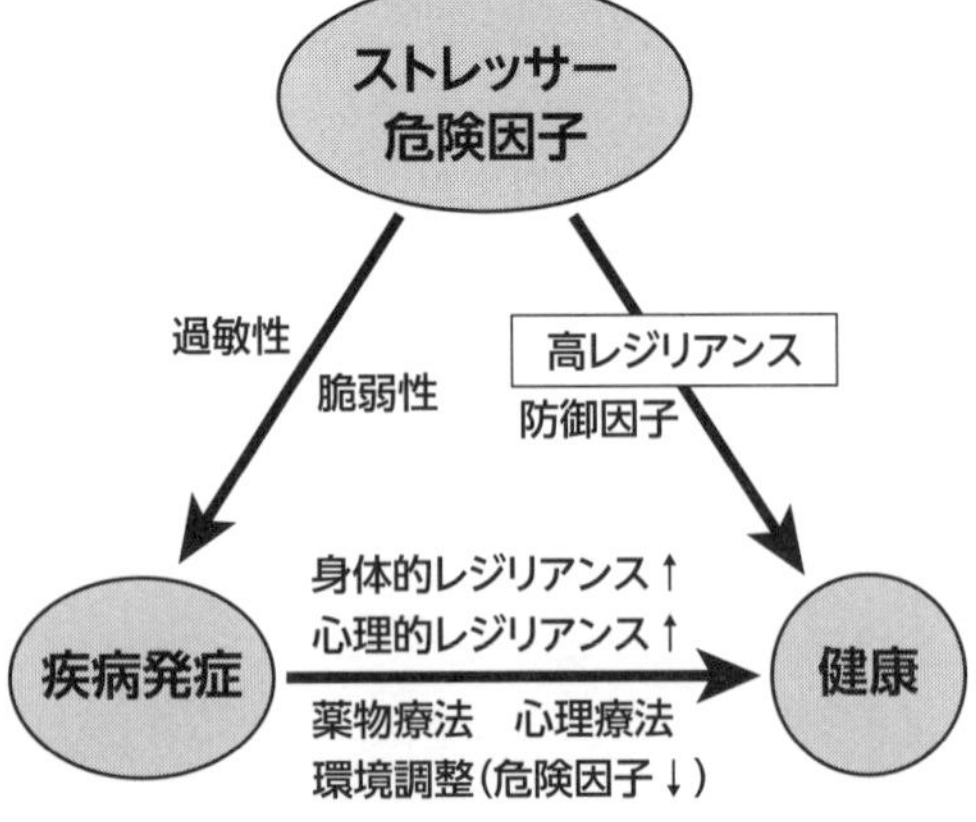

を有する個体があることがわかってきました。

このような立場から、ストレス関連疾患の治療には、危険因子やストレッサーを減らす環境調整や薬物療法、心理療法などにより、身体的ないし心理的レジリアンスを高めることが必要と考えられます。

そして、この身体的レジリアンスと心理的レジリアンスは相関関係にあり、一方が改善すると他方も改善し、相互に影響を及ぼし合っています。全人的な医療においては、身体面に作用する内科の薬、精神面に作用する精神科の薬、心身両面に働く漢方薬が用いられますから、身体的レジリアンスも心理的レジリアンスも同時に改善する好循環が生まれる可能性があります。

心理的レジリアンス

心理的レジリアンス（Haglund et al. 2007）には、次のようなものがあると言われています。

①前向きな姿勢：楽観主義とユーモアのセンスを持つ

楽観主義やユーモアのセンスはレジリアンスと関連しており、例えば一般外来において治療者が治療的自己が高くてこのセンスが資質として備わっていると、クライエントは影響を受けて、心理的レジリアンスが高まる場合があると考えられます。もちろん認知行動療法によっても学習可能です。

②積極的な対処様式：解決策を模索する、感情を制御する

レジリアントな人は受動的よりもむしろ能動的な対処様式を取ります（問題や感情を処理する。身を引く。断念。何も感じなくさせる）。これも、心理療法という場面において習得可能です。

③柔軟性のある認知・認知面の再評価：逆境における意義もしくは価値を見出す

レジリアントな人は、外傷的な体験を「前向きな見方」を通して再評価することができ、失敗は成長のための不可欠な要素ということを認識します。これもＥＭＤＲや催眠療法、認知行動療法などによって習得可能です。

④社会的支援：お手本となる人もしくは信頼の置ける良き相談相手がいる

レジリアントな人は、親しい間柄の人から強さを得ています。

⑤運動：精神的な忍耐力を高める

運動は、気分や自尊心を高める点で有効です。

身体的レジリアンス

身体的レジリアンスには、次のようなものがあると考えられます。

①運動

定期的に身体活動を行うと、身体的な忍耐力にプラスの効果があります。

定期的なトレーニングにより筋力がアップし、関節の可動域、身体の柔軟性が増し、身体全体が疲れにくくなって、身体的な回復力が増大します。一般的に、体力の向上に伴って気力もアップし、うつ状態の回復にも良い影響を及ぼすと言われています。

②リラクゼーション

自律訓練法、漸進的筋弛緩法、臨床動作法、ヨーガ療法などによって、いつでも身体をリラックスさせることができるようになると、目的の動作を遂行するための筋肉のみを動かせるようになり、身体のセルフコントロール力がアップし、精神面も合わせた身体全体のコントロール力、即ち、身体全体の回復力が増すと考えられます。

このようにストレス関連疾患の全人的治療は、薬物療法、心理療法、そしてストレスや危険因子を減らす環境調整などを行って、身体的・心理的レジリアンスを高めていくことで治療します。

8 その他の症例Q&A

本書の最後に、ここまででは書き切れなかった症例について、Q&A形式でまとめておきますので、こちらも参考にしてください。

神経性頻尿（心身症）

Q 16歳の女子高生です。中2の夏に膀胱炎を患い、治癒後もトイレに行きたくなるのではないかという不安が強くなり、現在まで家を出る前に3回、司会をする時や授業を受ける前に6回トイレへ行っていて、なかなか外出ができなくなり、電車にも乗れなくなってしまいました。治したいのですが、どこへ行ったらよいのでしょうか？

A 通常でも精神的緊張時、例えば試験や試合などの直前に、頻尿になることはしばしば経験することです。

しかし、これらは一過性で、持続性はなく、器質的に全く異常を認められなかったり、夜間就寝中に症状が消失しますが、心身相関が認められる場合には、神経性頻尿（心身症）と診断されます。

本疾患に対しては、しばしばうつ状態や不安障害が合併したり、強迫的であったりする場合が多いために、第一選択薬はＳＳＲＩになります。これに、必要に応じて一時的に抗不安薬を併用します。また、場合によっては過活動膀胱のペシケアやベタニスを投与することもあります。

電車に乗れないなどは広場恐怖と診断され、催眠療法の良い適応です。催眠を施行している心療内科を受診するのがベストです。

睡眠時無呼吸症候群（SAS：Sleep Apnea Syndrome）

Q 半年前より、十分に睡眠時間をとっているのによく寝たという感じがなく、昼間も集中力が続かず、いつも疲れているという状態が続くので、大学病院の精神科を受診したところ、うつ病を指摘されて処方を受けました。現在も薬を飲んで休職もしているのに一向に良くなりません。また最近、家人からいびきがひどいので何とかしてくれと言われています。どういうことでしょうか？

A うつ病として治療されているが、一向に良くならないという方が、ときどき心療内科を受診してくることがあります。鑑別疾患として、双極性障害のうつ状態や甲状腺機能低下症などがありますが、肥満傾向、いびき、さらに家人による睡眠中の呼吸停止の指摘がある場合、睡眠時無呼吸症候群（ＳＡＳ）が見逃されている場合があります。

こうした場合は、パルスオキシメーターで動脈血酸素飽和度を調べて、その値が低下していればＳＡＳを疑います。その上で、終夜睡眠ポリグラフィー（現在は貸し出しの検査機器があるので入院は不要です）で無呼吸低呼吸指数（ＡＨＩ：Apnea Hypopnea Index＝睡眠1時間あたりの「無呼吸」と「低呼吸」の合計回数）が5以上であればＳＡＳと診断されます。治療は経鼻持続陽圧呼吸装置（Ｎ－ＣＰＡＰ）で著明に改善されます。最近、肥満者でないＳＡＳも増えました。

適応障害

Q 30代の女性です。昔いじめにあったことがトラウマになっていて、職場でも組織になじめず、適応障害で通院しています。どのくらい通院すれば治るのでしょうか？　また、再発する場合もありますか？

A 適応障害は、ストレス性の出来事、あるいは生活の変化が生じてから1ヶ月以内に起こり、これらのストレス因がなかったら症状が発現しなかったと推測される場合に付けられる診断名です。

適応障害は普通、抑うつ、不安、心配、緊張、怒りなどの情緒的変化を伴いますので、抗うつ薬、抗不安薬、気分安定薬、漢方薬などの薬でコントロールします。また、ストレスは通常ストレッサーの多寡とストレス耐性に分けて考えます。職場の環境調整はストレッサーの多寡に関係します。

ストレス耐性は個人的素質や脆弱性に関係します。幼少時のいじめ体験が処理されていないと脆弱性が増しますので、ＥＭＤＲなどの心理療法で処理する方法があります。個人的資質は、催眠療法により自我強化や情動調整を行ったり、認知行動療法による認知の再構成を行ったりします。治療期間はケースによって異なります。

うつ病

Q 35歳の主婦です。最近、何事に対しても意欲がわかず、夜も途中で何回も目が覚めて眠った気がしません。家事もままならなくなってきたので、夫に病院に行きたいと相談すると、「お前の気合が足りないからだ」と一蹴されました。どうしたらよいのでしょうか?

A 現代のストレス社会にあって、うつ病にかかる人が急増しているにもかかわらず、未だに無理解な人が多いのは困った事態です。気合が足りないのではなくて、気合があっても身体が動かないのです。

簡単に説明すれば、うつ病は自動車のガソリンがなくなった状態です。いくらアクセルを吹かしても車が動かないのと同じで、うつ状態の人は、頑張りたい気持ちがあるのに身体が動かないのです。

別の例えで言うと、うつ状態は水力発電のダムの貯水量が極端に少なくなった状態です。流入する水の量が同じなら、放水状態では貯水量が増えません、放水を止める（人間の場合は家事や仕事を休む）と貯水量が増えて（エネルギーが貯まって）くるのです。

うつ病は大きく、執着気質などの性格に基づくもの（性格反応型）と、葛藤に基づくもの（葛藤反応型）に分けることができますが、このうち特に性格反応型には休息療法が効果的です。葛藤反応型にはカウンセリングが必要です。

また、うつ病は、脳内のセロトニン、ノルアドレナリン、ドーパミンが減った状態が、うつ状態を引き起こしていると一般に考えられているので、それらのモノアミンを増やす薬、ＳＳＲＩやＳＮＲＩなどを飲みながら休息することが、最も一般的な治療と考えられています。

さらに、うつ病には認知の歪みを正す認知療法が有効で、近年16回まで保険適用が認められるようになったので、可能ならば認知療法を受けることをお勧めします。

うつ病はものの捉え方が大変重要な疾患で、16回の認知療法を受けた患者さんに「役に立ちましたか？」と問うと、「受けるのと受けないのとでは全く違いますよ」との答えが返ってきました。

更年期障害

Q　イライラやほてり、頭痛などがあり、更年期障害かと思って婦人科を受診したところ、自律神経失調症と言われ、心療内科を紹介されました。更年期障害と何が違うのでしょうか？

A　卵巣機能が低下すると、卵巣から分泌される女性ホルモン（E_2）が減少します。すると、卵巣を刺激する卵胞刺激ホルモン（FSH）が脳下垂体から多量に分泌されます。「無月経が1年以上続き、血液検査でE_2低値、FSH高値」が確認されると「閉経」と診断されます。

閉経が起こる平均年齢は50歳ですから、閉経の前後10年間（45〜55歳）の更年期に現れる不定愁訴症候群のことを「更年期障害」と言います。ホットフラッシュ、発汗、動悸、眩暈などの自律神経失調症状や、抑うつ症状、情緒不安定などの精神症状、そして肩こり、頭痛、腰痛などの運動器官症状、腹痛、食欲不振、悪心、嘔吐などの消化器症状、その他にも易疲労性、口渇、皮膚掻痒感などの症状が出現しますが、症状が軽くて気がつかない人もいます。

自律神経失調症は、性格要因、ライフスタイルの乱れ、ストレスなどにより交感神経と副交感神経のバランスが失調した病態です。当院では、「心理テストCMIの自律神経症状の高得点（11点以上）」「立位心電図でⅡ誘導のT波が1・2㎜以上低下」「自律神経機能を調べる加速度脈波でSDNN、LH、HFの低下」「診察で皮膚紋画症」が認められた場合、「自律神経失調症」と診断します。

更年期障害は、狭義には女性ホルモンの減少によって起こり、婦人科でホルモン補充療法の適応となります。

広義には更年期の女性を取り巻く家庭や社会環境の変化がストレスとなり、さまざまな心身の症状を呈する病態を指し、この場合は心身両面から診療できる心療内科で治療を受けるのがよいと思います。

発達障害

Q 20代の男性で大手メーカーの正社員として勤務していますが、転勤に伴って営業に転属になった頃から、突発的で予想外のことに対処できず、不適切なことを言ってしまい、人間関係がうまくいかなくなるといった問題が表面化して落ち込むようになりました。どうしたらよいでしょうか？

A 最近、このような訴えをする人が増え、社会問題化しています。常識の範囲内で考えて対処しろと言われても、常識の範囲がわからない、会話が成り立たない、最後までやり遂げられないなど、諸々の問題を抱えて困っている人々を発達障害と診断することが多くなりました。

ひと口に発達障害と言っても、自閉症スペクトラム（アスペルガー症候群：ＡＳＤ）、学習障害（ＬＤ）、注意欠陥多動性障害（ＡＤ／ＨＤ）などがあり、これらが合併することもあります。

これらの疾患は、心理テスト（ＷＡＩＳ－Ⅳ、ロールシャッハテスト、ＡＱなど）、現在の臨床症状、乳幼児・小児期の症状などから診断されます。

原因には感情や認知などに関与する脳の異常が想定されますが、親の育て方に問題がある愛着障害との鑑別は難しいとされています。

本症例は臨床症状からＡＳＤが最も疑われますが、この場合は周囲の方々のＡＳＤの理解が必要になります。本人のストレスを軽減するための環境調整、対人スキル獲得のためのカウンセリングが必要な場合もあります。些細なことでイライラしたり、激しい攻撃が見られる場合は、薬物療法や脳波トレーニング（ニューロフィードバック）が有効と考えられます。

成人期ADHD

Q 子どもの頃から、「なぜ、他の子と同じようにできないのだろう」と生き辛さを感じて生きてきました。36歳になった今も、大事な約束を忘れたり、順序立てて物事を行うことができなかったりで、辛い毎日です。どうしたら改善できるのでしょうか？

A 最近、発達障害に対する世の中の関心が高まり、日常的な出来事が発達障害との関連で語られるようになりました。中でもＡＤＨＤは、有効な薬剤の登場により医療の対象となりました。さらにストラテラは子どもだけではなく、不注意を主症状とする成人期ＡＤＨＤに対しても有効性が認められるようになり、小児期に見逃され、成人期になって初めて診断されるケースも増えてきています。

この疾患は、多動性、衝動性、不注意の３つの症状で特徴づけられます。多動性とは過度なおしゃべり、そわそわ感、仕事を過剰に受けてしまうなどの症状で、衝動性とは短気、転職が頻繁、思いつきの行動が多い、喫煙、カフェインの過剰摂取などの症状で、不注意とは気が散りやすい、優先順位に無関係に先延ばしにする、忘れ物や失くしものが多いなどの症状です。成人期は、不注意の症状が多いです。

本症例に対して薬物療法だけでは回復が不十分な場合、欧米では脳波トレーニング（ニューロフィードバック）が盛んに行われています。当院においてもトレーニングを開始しましたが、まだ試行段階です。

腰痛

Q 私は25歳で、就職後に腰痛を感じるようになりました。近医を受診して痛み止めが処方されましたが、全く効きません。最近は痛みと不安感から睡眠状態も悪くなっています。仕事は順調で普通に働いていますが、常に緊張して気が張っています。これはどういうことでしょうか?

A 痛み（痛覚）は、その体験を他人に理解してもらうことができず、極めて孤独で、主観的な感覚です。怪我をした場合のように、外部からの侵害刺激を伴う場合には痛み止めが有効ですが、体性感覚神経系に対する損傷や疾患によって直接的に引き起こされる神経障害性疼痛や、身体各科での精査後も痛みに見合う原因のない心因性疼痛に対しては、漢方薬、抗うつ薬や抗不安薬、リリカ、トラムセットなどが有効です。

学会の『腰痛診療ガイドライン』（南江堂）でも、「腰痛の発症と遷延に心理社会的因子が関与する」「腰痛に精神的要因、特にうつ状態が関与する」とされ、厚生労働省の「平成22年国民健康基礎調査」でも、何らかの器質的な原因のある「腰痛」は、全体の15％程度に過ぎず、残りの85％は原因が特定できないとされています。このような腰痛に対しては、臨床動作法が特に有効です。

あとがき

全人的な医療を実践するためには、人間に対する深い理解と洞察が必要です。人間に対して、生物学的な面からだけでなく、心理社会的な面、実存的な面からのアプローチが不可欠です。薬物療法も身体科（内科、耳鼻科、皮膚科、ペインクリニックなど）的だけでなく、精神科的、東洋医学的な薬も必要です。心理療法も、私の得意な催眠療法、ＥＭＤＲ療法だけでなく、臨床心理士にお願いしている認知行動療法、動作療法、ブリーフセラピー、精神分析的心理療法、コラージュ療法、ヨーガ療法などの治療法も、症例によっては有効です。時には管理栄養士の栄養相談が必要な場合もあります。

とにかく、考え得るあらゆる方法を用いて治療環境を整え、患者さんの自己治癒力を引き出すことに専念することが最も大切です。さらに治療の幅を広げるために、最近、ニューロフィードバック療法やＴＦＴ（タッピング）療法を施行することができるようになりました。マインドフルネス療法も、現在研修中です。

要するに、人間というものは実に複雑で、人間を理解する方法も人間を治療する方法も実に多種多様です。これで十分と言うものはなく、常により良い方法を求めながら、治療者は修練を積み続ける必要があると思います。

この本を書き上げるためには、今まで出会ったさまざまな患者さんに教えられることが多かったことは言うまでもありません。さまざまな患者さんとの出会いが私を成長させました。個々の患者さん、そして、それぞれの分野で出会った先輩・同胞に対して、この場を借りてお礼申し上げます。

臨床面では、日大板橋病院の故・桂戴作先生、村上正人先生、江花昭一先生、米国在住の大谷彰先生、元大阪大学教授の故・宮田敬一先生、研究面では、元国立精神神経センター室長の川村則行博士には特にお世話になりました。

また、最後まで見捨てずに励まし続けてくださった現代書林の田中正樹さん、小野田三実さんに感謝致します。

参考文献

・相田みつを：一生感動一生青春　１９９０　文化出版局
・飯森洋史：動作療法　心療内科実践ハンドブック　日本心療内科学会　２００９　マイライフ社
・飯森洋史：催眠療法と自律神経・免疫機能　臨床心理学第8巻題号　２００８　金剛出版
・飯森洋史：ナースのための自己治癒力を高める患者対応　看護学雑誌第72巻第３号　２００８　医学書院
・飯森洋史他：心因性発熱が疑われた一例　心療内科第6巻第1号　２００２　科学評論社
・飯森洋史：健康へのステップ　厚生11月号　２００１　厚生労働問題研究会
・飯森洋史・桂戴作 他：一般心理療法と若干の向精神薬剤の併用により緩解状態の続いている過換気発作を伴う気管支喘息の1症例　呼吸器心身医学 10:97-101.1993.
・飯森洋史・桂戴作 他：妊娠・出産・育児疲労により喘息発作、過換気発作が増強した症例の検討．呼吸器心身医学　13:6-8.1996

・市井雅哉編集：ＥＭＤＲ…トラウマ治療の新常識　こころのりんしょう　２００８　星和書店
・岩井淳哉：らいふプラス　日本経済新聞２０１３年9月13日夕刊
・Hirofumi Iimori, Noriyuki Kawamura, Marcus Wenner. et. al : Lateral hypothalamus modulates the intrinsic splenic natural killer cell activity in rats. NeuroImuno-Modulation1998:5:221-225
・大河原美以：子どもの感情コントロールと心理臨床　２０１５　日本評論社
・小此木啓吾：対象喪失　１９７９　中公新書
・桂戴作：治療総論（治療的自我について）／桂戴作・山岡昌之編集　よくわかる心療内科　１９９７　金原出版
・加藤敏・八木剛平編集　レジリアンス２００９：田　亮介：ＰＴＳＤにおけるレジリアンス研究　金剛出版
・Gilligan. SG. (2012) Generative trance : The experience of Creative Flow. Carmarthen : Crown House Publishing（上地明彦訳：ジェネラティブ・トランス——創造的フローを体現する方法　２０１４　春秋社）

・小牧元・久保千春・福土審：心身症　診断・治療ガイドライン2006　2006　協和企画
・Corydon Hammond.：Handbook of Hypnotic Suggestions and Metaphors./edited by D. 1990 by the American Society of Clinical Hypnosis.
・Shapiro, F（市井雅哉訳）：EMDR　外傷記憶を処理する心理療法　2004　二瓶社
・高石昇・大谷彰：現代催眠原論　臨床・理論・検証　2012　金剛出版
・高橋三郎・大野裕 他監訳：DSM-Ⅳ-TR 精神疾患の分類と診断の手引　2002　医学書院
・田島治：抗うつ薬の真実 p140　2011　星和書店
・筒井末春：仮面うつ病／桂戴作・山岡昌之編集　よくわかる心療内科　1997　金原出版
・中井吉英：心療内科初診の心得～症例からのメッセージ～　2005　三輪書店
・永田勝太郎：新しい医療とは何か NHKブックス　1997　日本放送出版協会
・日本心身医学会用語委員会：心身医学用語辞典　2009　三輪書店

・福西勇夫編集：社会不安障害　現代のエスプリ４８０　２００７　至文堂

・Haglund MEN et. al. Psychological mechanisms of resilience ; relevance to prevention and treatment of stress-related psychopathology: Development and Psychopathology 19:889-920, 2007

・本郷道夫：ＦＤ診療　２０１１　日本医事新報社

・Michel A. Haber man : Suggestions for Simple and Social Phobias.

[心療内科《しんりょうないか》] 感動《かんどう》を呼《よ》ぶ医療《いりょう》

2018年 12月18日 初版第 1 刷

著　者―――――――飯森洋史《いいもりひろふみ》

発行者―――――――坂本桂一

発行所―――――――現代書林

〒162-0053 東京都新宿区原町3-61 桂ビル
TEL／代表 03（3205）8384
振替00140-7-42905
http://www.gendaishorin.co.jp/

ブックデザイン―――藤田美咲

図　版―――――――株式会社ウエイド

印刷・製本 ㈱シナノパブリッシングプレス
乱丁・落丁本はお取り替えいたします。

定価はカバーに
表示してあります。

ISBN978-4-7745-1756-8 C0047